U0233295

曹东义 赵振兴

双师带徒实录

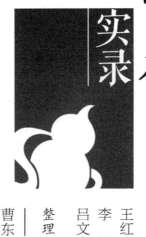

整理
王红霞　张培红
李　源　马建辉
吕文华　耿保良

审定
曹东义　赵振兴

山西出版传媒集团　山西科学技术出版社

道术并重
双师带徒

　　由赵振兴先生倡议的"河北省中医药科学院双师带徒"，经过3年的实践检验，即将告一段落。其成效如何？这既是一个必须回答的考卷，也是一个总结经验、推陈出新的过程。

　　师徒传承是中医学术几千年不断发展的好形式。毛泽东在60年前就说过，中医师带徒不是个落后的东西，带一个成一个，很少出废品。他老人家就是有预见，如今中医院校毕业生一半以上都改了行，各种浪费很严重。

　　其实，古代师带徒也不是全部成功。在《黄帝内经》之中，黄帝对这个问题既期待也忧虑，他说："余闻得其人不教，是谓失道，传非其人，漫泄天宝。余诚菲德，未足以受至道；然而众子哀其不终，愿夫子保于无穷，流于无极，余司其事，则而行之奈何？"

　　古人的历史条件，师徒相遇往往是很偶然的事情，要靠缘分，也要看感情。只有像黄帝那样心里想着大众，誓愿普救含灵之苦，才是成为一个好医生的基础条件。

但是每个人先后天条件不一样，道德修养、知识储备也大不相同，是否可以成为好医生也就有所差别。黄帝很谦虚，自称"菲德"，不足以做一个好医生，但是他学习医学不是为自己，而是为了天下百姓的健康长寿。他真心实意地请求，感动了天师岐伯。

岐伯被黄帝不耻下问的真诚态度打动，就和他引经据典谈论起医学的大道。岐伯说："《上经》曰：夫道者，上知天文，下知地理，中知人事，可以长久，此之谓也。"医学研究生命的道理，生命成长于天地之间。做一个好的医生，必须通晓天文地理，顺天时，借地利，还要利用社会知识，才能解决好健康长寿与疾病治疗的问题，这才是医学大道可以永久传承的根本保证。

师父传道发现"衣钵传人"的徒弟很难，一心向道的青年找到心仪的师父也不容易。

医圣张仲景也有同样的感慨，他说："夫天布五行，以运万类，人禀五常，以有五藏，经络府俞，阴阳会通，玄冥幽微，变化难极，自非才高识妙，岂能探其理致哉！上古有神农、黄帝、岐伯、伯高、雷公、少俞、少师、仲文，中世有长桑、扁鹊，汉有公乘阳庆及仓公，下此以往，未之闻也。"上古传承，都是传说。中世代表人物，长桑君与扁鹊；两汉四百多年，张仲景只说公乘阳庆与仓公，其他人在张仲景的心目之中，都是可以忽略不计的，"下此以往，未之闻也！"

传道之难，不限于医学。假如没有孔子问道于老子，道家的学说也许早就随着骑青牛、出函谷关、避世修身的老子，而消失在历史的长河了。

唐代韩愈说："师者，所以传道、授业、解惑也。"这是对老师的要求，并且层次不同。授业是教育徒弟可以有一口谋生的饭吃；解惑是可以解答徒弟提出的疑难问题；传道最困难，也最需要灵性，必须得其人，得其法，传其真。否则，不是"失道"，就是"漫泄天宝"。

《灵枢·官能》说："雷公问于黄帝曰：《针论》曰：得其人乃传，非其人勿言，何以知其可传？黄帝曰：各得其人，任之其能，故能明其事。雷公曰：愿闻官能奈何？黄帝曰：明目者，可使视色；聪耳者，可使听音；捷疾辞语者，可使传论语；徐而安静，手巧而心审谛者，可使行针艾，理血气而调诸逆顺，察阴阳而兼诸方。缓节柔筋而心和调者，可使导引行气；疾毒言语轻人者，可使唾痈咒病；爪苦手毒，为事善伤者，可使按积抑痹。各得其能，方乃可行，其名乃彰。不得其人，其功不成，其师无名。故曰：得其人乃言，非其人勿传，此之谓也。"

这段"因人施教，量才而用"的中医传承训言，十分珍贵。

中医的传承，不是儒家"有教无类"，不是普适教育，更不是"义务教育"，它强调的不是受教育的公平性，而是看重受教育者的"个体差异"。

如此挑选学生、传人，学生容易"授业、传道"，老师也可以"师以徒显",名重当时。

更有趣的是,《黄帝内经》时代挑选学术传承人,竟然可以通过"动物实验"来验证:"手毒者,可使试按龟,置龟于器下,而按其上,五十日而死矣!手甘者,复生如故也。"这个动物实验需要50天,"手毒"的人,不到50天就把手下的乌龟压死了;而"手甘"的学徒,成了动物保护者。

有志者,可以一人拜多师,这就是张仲景倡导的"勤求古训,博采众方",而不是"各承家技,终始顺旧"。

但是,拜师需要缘分,也需要资本。华佗"游学徐土,兼通数经"是这样,朱丹溪、叶天士拜师学习,也是这样的艰辛。

十多年之前,国医大师邓铁涛先生创造"集体带、带集体"的中医传承经验,把全国各地的名中医请到广东去,把徒弟送出去学习,主任带主治,主治带医师,传承有序,大获全胜。在2003年中医撞上非典的时候,这个"集体带、带集体"发挥了很好的作用。香港医管局请广东派中医专家治疗非典,广东省中医院派出去的两位女专家都在40岁上下。

2004年,我参加中医优秀临床人才培养项目,河北省中医药管理局号召拜师学习,2005年我有幸成为邓铁涛、朱良春先生的弟子,参加了几届"名师与高徒"的大会,替老先生们起草《告全国青年中医书》,带头与反中医思潮斗争，经风雨见世面，无意之中尝到了"双师带徒"的甜头。

2014年春节期间，吕文华做东，把赵振兴先生与我们几个师徒请到一起。吃饭之中萌生了"双师带徒"的计划。这个创意得到裴林院长和河北省中医药科学院各位领导的大力支持。因此，发聘书，搞讲座，坐门诊，登杂志，一个长达3年的"双师带徒"活动开始了。

这期间，每当赵振兴先生出诊，徒弟们就驱车穿越市区，高接远送，风雨无阻，餐饮常误。临证过程，赵先生看得仔细，讲得认真，毫无保留；徒弟们学得深入，原汁原味儿，一方一药，铭记在心。

3年之后，一本厚厚的跟师笔记、学习心得即将奉献给杏林同道。"双师带徒"经验也罢，体会也好，任凭大家批评指正。

翻看这本册子，浮想联翩，随想随写。其中甘苦，我想你能懂。

河北省中医药科学院

曹东义

2017 年 3 月 22 日

于求石得玉书屋

目　录

上篇　临证传薪

下篇　杏林感悟

上篇 临证传薪

曹东义传道解惑

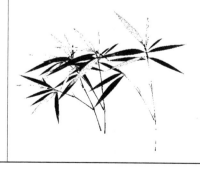

有关扁鹊研究的三个大问题

纵观古今有关扁鹊的研究，存在很多谜团。20 多年之前，国医大师张灿玾说："可以说，我们至今仍没有读懂《扁鹊传》。"有很多人，论述扁鹊，看的都是二手、三手资料，没有深入辨析有关史料，所以提出了很多互相矛盾的说法，呈现出很多混乱。因此，很有必要借这次机会，通过讨论澄清一些疑问。

我希望就扁鹊的有关问题，首先澄清三个问题：扁鹊是一个人，还是一群人？扁鹊是哪个时代的人？扁鹊脉学有何特点？

一、扁鹊不是一群人，而是一个人

有的专家认为扁鹊不是一个人，是很多先秦甚至汉代众多医家的统称，看上去似乎"很公允"，其实是误认为所有记载扁鹊的资料都是真实可信的，因此，才会有这样的结论。

"一群扁鹊"的观点，把真实的扁鹊虚拟化了，这是

曹东义传道解惑

不应该的。

扁鹊是先秦时期最有名的医学家，他的故事很多人津津乐道。但是，高度知名之后，他的事迹越传越玄，离奇的程度一般人难以想象。

《列子·汤问篇》说，扁鹊为赵齐婴与鲁公扈"互换心脏"。两个互换了心脏的人，因为"心主神明"，所以很"自然"地互换了身体和面孔。但是，当他们回"自己"家时遇到了麻烦，其妻子儿女都不承认这个新面孔，就一起到扁鹊那里去"要说法"。两家人经过扁鹊"心主神明"的解释，都接受了换心之后必然随之改换面孔、躯体的事实，大家高兴而去，闹出来一个人间大喜剧。

细想一下，这是不可能的事情，假如扁鹊做过互换心脏的手术，必然留下刀口疤痕为证据，也就不用再找扁鹊去说明了；按现代医学的理解，即使换了心脏，也不可能换了思想，找扁鹊也不会有《列子》记载的结果。所以，此事与愚公移山一样，只是一个寓言故事，不可据以为真。

认为扁鹊生于战国末期的许多学者，其立论的根据大多是《战国策·秦策》所载的"医扁鹊见秦武王"。

原文说："扁鹊见秦武王，武王示之病，扁鹊请除。左右曰：君之病，在耳之前，目下之，除之未必已也，将使耳不聪，目不明。君以告扁鹊。扁鹊怒而投其石曰：君与知之者谋之，而与不知者败之，使此知秦国之政也，则君一举而亡国矣!"这是一段有很多疑问的"问题资料",需要辨别、考证才能定取舍。

秦武王名叫嬴荡,生于公元前329年,公元前311年即位。他身高体壮,勇力超人,重武好战,常以斗力为乐。凡是勇力过人者,他都提拔为将,置于身边。乌获、任鄙靠勇猛获任大将,齐国的孟贲也因此投奔到秦武王殿下,充任将军。公元前307年,秦国攻破周都洛阳,秦武王进入周室,见到九鼎而大喜,与孟贲比赛举鼎,乐极生悲,"绝膑而死"。

"医扁鹊见秦武王"的故事,出于策士编造,而不是记载于史官,其可信度是很有疑问的,因为策士们经常编故事进行游说。这则故事之所以不可信,关键是称谓有问题,据王力先生《古代汉语》考证,战国时期诸侯纷纷自称为王,不再用公侯的称呼了。这时无论是诸侯的臣下,还是来到该国的客人,都会奉承诸侯,称其为"王",或者称其为"大王",而不可能再当面称其为"君"。如果谁坚持称诸侯为"君",则有犯"轻君罪"的嫌疑。

在秦武王之前,他父亲已经称王,即秦惠文王。"医扁鹊见秦武王"的故事里,无论是扁鹊,还是秦武王的左右近臣,都当面称他为"君",而不是称秦武王为"王",或"大王"。李伯聪先生《扁鹊与扁鹊学派研究》一书认为,这种事情是不可能真实地发生在秦国的武王时代,这是严重不符合历史事实的重大疑点。

曹东义传道解惑

再有，"医扁鹊见秦武王"的主旨，不是说扁鹊的医术如何，而是说秦武王不能知人善任，这与"甘茂攻宜阳"的历史过程如出一辙。故事说扁鹊"怒而投其石"，既不符合扁鹊的身份，也不符合扁鹊的性格和一贯做派；"君一举而亡国"的语言不太可能出于扁鹊之口；《韩非子》一书称"闻古扁鹊之治甚病，以刀刺骨"，可见"古扁鹊"不是战国末期之人。

战国时期的《鹖冠子》里，记载魏文侯问扁鹊，说他兄弟三人之中谁的医术高明，扁鹊说："长兄最善，中兄次之，扁鹊最为下。"这段记载，虽然有"治未病"的深刻含义，但是也像一个附会出来的故事，而不像一个真实的历史事件。

魏晋时期，杨泉的《物理论》说，扁鹊用激怒的方法治疗赵简子的病，赵简子痊愈之后，不仅不感谢扁鹊，而且盛怒之下"以戟追杀之"。这个记载，显然是杨泉记忆有误，把文挚激怒齐闵王的事"移花接木"安在了扁鹊的头上。

《韩非子·喻老》说："医扁鹊见蔡桓侯"，司马迁以及后来的人都说是"扁鹊望齐桓公"；韩婴《韩诗外传》和司马迁《扁鹊传》都说"扁鹊诊治虢太子"，刘向却说诊治的是"赵太子尸厥"。

应该如何看待这些众说纷纭的历史记载？这需要有正确的研究方法。

司马迁认为，扁鹊本名秦越人，是一个具体的历史人物，其生其死皆有据可考，其学医、行医、学术成就都很明确。因此，《史记·扁鹊仓公列传》说："扁鹊名闻天下""至今天下言脉者，由扁鹊也"。因此，为中医学开辟道路、集大成的宗师是扁鹊，而不是传说之中的黄帝、岐伯，所以司马迁说："扁鹊言医，为方者宗，守数精明，后世循序，弗能易也。"《汉书·艺文志》虽然有"医经七家"，其实只有三个人，除了扁鹊《黄帝内经》《黄帝外经》占两家之外，黄帝两家出于托名，白氏失考，我们能够追溯的史实人物，就只剩下扁鹊了。

司马迁在写《史记》的时候，对于有把握的信史人物就实写，对于没有把握认定的人，比如老子的生平，常使用"莫知其然否"的求实笔法。对于传说之中的长桑君，司马迁说他"忽然不见，殆非人也"。

司马迁《史记·扁鹊传》说扁鹊是一个人，班固《汉书·古今人物表》列述了 2000 名先秦人物，把扁鹊列为春秋末期人，与赵简子、孔夫子是同时代人。汉代最有名的两个历史学家，都认为他生活于孔夫子、赵简子时代。有关史料的详细考证，可以参见我主编的《神医扁鹊之谜》一书。

二、扁鹊生于春秋末期可考可证

在《史记》里，扁鹊的事迹首先见于《赵世家》，这些记载得于《虞氏春秋》等赵国史书。扁鹊诊赵简子之所以被记载于《赵世家》，不是因为扁鹊医术高，也不是因为赵简子的病情重，而是因为这是一个重要的历史事件，它影响了中国古代 200 多年的历史，是从春秋转化到战国的重大事件。

以往学者不采信"扁鹊诊赵简子"的历史记载，是因为其中有一些"迷信"活动，属于"封建糟粕"，因此已故著名医史学家何爱华先生主张"应该从秦越人的事迹之中，坚决予以清除出去"。其实，这样做的理由并不成立。

现行的医古文教材在选用《史记》扁鹊诊赵简子史料时，做了很多文字删节，删去了看似"封建糟粕"的内容，只保留了"血脉治也，而何怪。昔秦穆公尝如此，七日而寤。今主君之病与之同，不出三日必见。"这种缩写，固然保留了历史故事的精华，但是也掩盖了历史事件的真实性。

根据《左传》和《史记·赵世家》的有关记载，"扁鹊诊赵简子"牵涉到一次重大的历史事件，甚至说这个事件是一个著名的"历史阴谋"。早在西汉，扬雄在他的《法言》里就提出过疑问："或问，《赵世家》多神何也？曰：神怪茫茫，若存若亡，圣人漫云。"东汉王充的《论衡》中也有类似的疑问。

其实，这件事情的原委是，赵简子杀了同族的邯郸士大夫赵午，引发了晋国六卿之间的兼并战争，有一些势力联合起来要消灭赵简子，他就和谋臣董安于策划了这个政治阴谋。也就是要利用"扁鹊诊赵简子"的真实事件，再"添油加醋"写几句上帝让赵简子平定叛乱的嘱托。后来的史官就记成了一段修改后的文字：在赵简子"昏迷不醒"的几天里，天帝在梦里告诉赵简子"晋国且有大难，主君首之"。天帝交给赵简子几支利箭，让他射杀了以熊和罴为图腾的范氏和中行氏，"替天行道"取得兼并战争的胜利。

整个事件之中，扁鹊对于这个"政治阴谋"并不知情。他被人招进宫来，进入内室诊断赵简子的病情，完全是按照别人的要求去做的"执业行为"。他所看到的情况是，尽管对外宣称"五日昏迷不知人"的赵简子躺在床上昏迷不醒，但是赵简子脉搏调匀、体肤不热、呼吸匀畅、肢体不僵。所以，扁鹊能够断定他"不出三日必见"。"装病"的赵简子，也必然会在扁鹊的预期之内醒来。至于赵简子在"昏迷"的时候，是否见过天帝，或者天帝说过什么，扁鹊既不知情，也无历史责任，他只是被人利用的一个"道具"而已。

通过"扁鹊诊赵简子"这件事，既成就了赵简子的政治阴谋，也传扬了扁鹊高明医术的声望。赵简子事后"赐扁鹊田四万亩"，符合赵简子的身份和当时的惯例，扁鹊受之无愧，不属于"共谋分赃"。

"扁鹊诊赵简子"这段记载，被收录在赵氏的史册里，并且作为经典故事不断被人传诵。同时这个"历史记录"，也经常被人拿出来修改一下，以有利于修改历史的人。根据《史记·赵世家》的记载来看，赵简子的继

曹东义传道解惑

承人赵襄子修改过这段记载，赵简子的"七世孙"赵武灵王也修改过这个故事，把有利于自己的内容补添上去。因此，这段文字流传到司马迁写《史记·扁鹊传》的时候，已经成了反复修改、增补之后的"百纳版"的老故事了。但是，这并不影响我们认定扁鹊的生活年代。

赵简子生活的时代，还有虢国被灭亡之后的遗民，他们居住的城市，仍然叫"虢"，可能是世袭的，继承人叫世子，或者叫太子。《左传》说，昭公元（公元前541）年，11 国要员"会于虢"；昭公七（公元前535）年，"齐侯次于虢"。因此，扁鹊治虢太子尸厥，不是发生在虢国灭亡之前。

《史记·扁鹊传》中这些文字是司马迁取材于各种记载，考证之后的事实叙述。当然，司马迁对于扁鹊这个具体人物的描写，以及对于扁鹊诊治患者的"背景描写"，在程度上是有所不同的。这就像我们看电影，如果描写运动中的人物，背景往往是模糊的；假如背景是清晰的，那么人物就有可能是模糊的。司马迁为了让主要人物清晰，作为扁鹊背景的患者，相对而言有所模糊。

很多人不善于读《史记》，认为《扁鹊传》里的患者都是真实的，只有扁鹊不真实，在空间上横跨秦越，在时间上从春秋到战国，甚至说黄帝时代就有扁鹊，所有好医生都可以叫扁鹊，或者"扁鹊就是砭石的代称"，不是具体哪个人。这样一来，具体、真实的医学家扁鹊就被虚拟化了，成了子虚乌有的传说。这是从唐代之后就有的"疑古论",它在扁鹊周围形成了浓厚的雾霾,因为"误读"而造成了很多谜团,给有关研究设置了障碍,也虚化了中医的历史。

但是,只要认真辨别史料,就可以考证扁鹊的生平事迹,他与孔夫子一起生活在春秋末期。也就是说,在老子说"道"、孔子谈"儒"的时候,扁鹊建立了中医的学术体系。

"道"是老子创立的元概念,春秋末期,周朝的史官老聃写成了《道德经》,全书加上标点符号只有6000多字,其中使用"道"字竟多达70多处,而且为它赋予了全新的含义。老子说:"有物混成先天地生。寂兮寥兮独立不改,周行而不殆,可以为天下母。吾不知其名,强字之曰道,强为之名曰大。大曰逝,逝曰远,远曰反。故道大、天大、地大、人亦大。域中有四大,而人居其一焉。人法地,地法天,天法道,道法自然。"

"道"字的本意是行走的道路,后世也可以引申为讲话的"说"。老子追溯世界的本源,把天地未分的"先天混沌"状态,表述为万物的开始,是不断运动、不断变化的一个巨大的存在物,它没有名,没有字,老子发挥原创思维,"强字之曰道,强为之名曰大"。也就是说,古老的"道"字,在老子的知识体系里,有了不同寻常的新含义,"道"成了囊括时空的哲学概念。

老子创新"道"这个字的含义,可以从《诗经》得到证明,也可以从《周易》经传文字使用上的差别得到

曹东义传道解惑

合理解释。

《诗经》里用"道"字30多处，都是道路与说话的意思，没有老子所说的"道本原、大道理"的引申含义。

《周易》的卦辞、爻辞里，"道"的含义还是道路，而解释《周易》的象辞、彖辞、系辞、说卦传、序卦传等"十翼"之中，使用了"道"字100多处，都是借用老子命名的新含义。这个现象的出现，与孔夫子"五十而学《易》，韦编三绝"，解释《周易》有关系。

三、孔夫子问道于老子，传承其学

先秦不同学术流派的宗师之间，可以互有学术交流，老子追溯世界的本源，把"有物混成"、天地未开的自然存在称为"道"，创立了道家学说。孔夫子问道于老子，并把"道"作为一个基本学术概念，进行了广泛的应用。

《论语》之中使用"道"达80多处，孔子很赞赏道的理论，说自己"志于道，据于德，依于仁，游于艺"，甚至说"朝闻道夕死可也"，又说"道不行，乘桴浮于海"，可见道家思想对儒家影响是非常广泛而深刻的。

不仅孔夫子本人重视道，说"吾道一以贯之"，他还教育弟子们要重视道的修养："士志于道，而耻恶衣恶食者，未足与议也。"孔子教导南容说："邦有道，不废；邦无道，免于刑戮。"并把兄长的女儿嫁给他为妻。

当然，也有的弟子对于孔夫子谈论的这个道不太理解。子贡就说过："夫子之文章，可得而闻也。夫子之言性与天道，不可得而闻也。"也有学生虽然闻其道，而不行其道，冉求就说："非不说子之道，力不足也。"对于这种认识，孔子加以批评和引导，他说："力不足者，中道而废。今汝画。"

孔子把老子说的"大道"，引入做人的标准上，分小人和君子之道，他告诉子产："有君子之道四焉：其行己也恭，其事上也敬，其养民也惠，其使民也义。"

孔夫子的弟子们受其影响，也不断地传播道学的新思想。他的弟子有子说："君子务本，本立而道生。"又说："礼之用，和为贵。先王之道斯为美。"曾子生病的时候，孟敬子前来问候，曾子说："鸟之将死，其鸣也哀，人之将死，其言也善。君子所贵乎道者三：动容貌，斯远暴慢矣；正颜色，斯近信矣；出辞气，斯远鄙倍矣。笾豆之事，则有司存。"

孔子身边的人谈论他这个老师，也用道做说辞："二三子，何患于丧乎？天下无道也久矣，天将以夫子为木铎。"

经过孔夫子师生的大力推广，老子关于道的学说很快就传播开了。

四、扁鹊医学理论，讲阴阳不谈道

无论是《史记·扁鹊传》，还是其他秦汉时期有关扁鹊的记载，以及《脉经》所引用的扁鹊著作，都未见扁鹊使用"道"论述医理，而是借用人与天地为一体的整体观，以及阴阳学说或五行的观点，来讲述医学的道理。

扁鹊说："脉，平旦曰太阳，日中曰阳明，晡时曰少阳，黄昏曰少阴，夜半曰太阴，鸡鸣曰厥阴，是三阴三阳时也。"阴阳是古人关于世界的基本看法，是根本的世界观，天地之间万事万物离不开阴阳，人体更是如此。

《脉经·扁鹊脉法》说："人一息脉二至谓平脉，体形无苦。人一息脉三至谓病脉。一息四至谓痹者，脱脉气，其眼睛青者，死。人一息脉五至以上，死，不可治也。都息病，脉来动，取极五至，病有六、七至也。"又说："平和之气，不缓不急，不滑不涩，不存不亡，不短不长，不俯不仰，不从不横，此谓平脉，肾受如此，身无苦也。"

扁鹊把诊脉看作了解内在脏腑、气血、阴阳状况的手段，因此，能够"尽见五脏症结"，他论述虢太子尸厥病机的时候，主要使用阴阳表里气血循环的理论，也说到了三焦、胃、膀胱、兰藏五脏之腧，提到脉、络、经，关于诊病的方法，提到"切脉、望色、听声、写形，言病之所在。闻病之阳，论得其阴；闻病之阴，论得其阳。"治疗的时候，取"三阳五会"，用药更熨两胁下。

扁鹊认为，脉与内在脏腑相关，患者的声音、五色，也与内在脏腑有关，因此才能"病应见于大表，不出千里，决者至众。"

在扁鹊之前的医学家医缓，诊断病入膏肓之人，提到二竖为患、针药治病，但是不说阴阳，不谈道；医和论述蛊病，用"非鬼非食，惑以丧志"来说明病因，用阴阳风雨晦明的"六淫"来讲道理，甚至用《周易》的"风落山，女惑男"来做比喻，却不说天道，也不提医道。因为那个时代，还没有到老子生活的时代，社会上还没有"道家理论"。

五、《黄帝内经》是托名，书中推崇"道"理论

尽管我们今天见到的《素问》《灵枢》，早就被称为《黄帝内经》，但是其中使用"道"的概念达 200 多处，道是其非常重要的基本概念，运用也很普遍。

《素问·上古天真论》说："上古之人，其知道者，法于阴阳，和于术数，食饮有节，起居有常，不妄作劳，故能形与神俱，而尽终其天年，度百岁乃去。今时之人不然也。"作者心目中把老子创造的"道"称为上古之人风行的理论，可见他说的"今人"距离老子生年不会太近。

尽管生命的道理很微妙，"至道在微，变化无穷，孰知其原"，但是，《素问》作者把道在医学上的应用，已经融入各个环节之中，因此说："在天为玄，在人为道，在地为化。化生五味，道生智，玄生神，神在天为风，在地为木，在体为筋，在脏为肝。在色为苍，在音为角，在声为呼，在变动为握，在窍为目，在味为酸，在志为怒。怒伤肝，悲胜怒，风伤筋，燥胜风，酸伤筋，辛胜酸。"

在《素问》作者的心目之中，善于养生的人就是"得道之人"，四季皆有养生之道，否则"与道相失，则未央绝灭"，就会因病而亡。

治病求本，在一定意义上就是求道。因此说："阴阳者，天地之道也，万物之纲纪，变化之父母，生杀之本始，神明之府也。治病必求于本。"

"黄帝"赞赏"上古使僦贷季理色脉而通神明，合之金木水火土，四时八风六合，不离其常，变化相移，以观其妙，以知其要，欲知其要，则色脉是矣。"虽然其说的色脉很重要，实际上与扁鹊的概括有很多相通之处。不同的是其要弘扬的色脉诊治方法，也带上了"道"学的特征："色以应日，脉以应月，常求其要，则其要也。肤色之变化以应四时之脉，此上帝之所贵，以合于神明也。所以远死而近生，生道以长，命曰圣王。"

托名"黄帝"的人对于老子创立的道大加赞赏，一心要加以学习弘扬，他说："善哉，余闻精光之道，大圣之业，而宣明大道，非斋戒择吉日不敢受也。黄帝乃择吉日良兆，而藏灵兰之室，以传保焉。"

勤学好问的"黄帝"提的问题只有春秋末期和战国时期的人才能说得出口："余闻九针于夫子，众多博大，不可胜数。余愿闻要道，以属子孙，传之后世，着之骨髓，藏之肝肺，歃血而受，不敢妄泄。令合天道，必有终始。上应天光星辰历纪，下副四时五行，贵贱更互，冬阳夏阴，以人应之奈何，愿闻其方。"文中的"要道"

"天道"，都是在老子《道德经》广为流传之后，才成了社会学者们的流行语。

豁然起敬的"黄帝"，口中却说着老子之后的语言："帝瞿然而起，再拜而稽首曰：善。吾得脉之大要，天下至数，五色脉变，揆度奇恒，道在于一，神转不回，回则不转，乃失其机，至数之要，迫近以微，着之玉版，藏之脏腑，每旦读之，名曰玉机。"文中所说"道在于一"，这样的词语应该是老子、孔子的信徒才能说得出来的话语。

总之，流传下来的扁鹊有关论述，几乎没有使用过"道"的概念。扁鹊之前的医缓、医和、楚医、齐医也都与"道"无缘。由此可见，扁鹊医学之古朴和久远。

六、扁鹊对脉学的贡献

脉学是中医的特征，扁鹊脉学就是扁鹊医学。扁鹊医学虽然因为其《黄帝内经》《黄帝外经》的失传而难见其全，但是王叔和《脉经》之中引用了扁鹊阴阳脉法、扁鹊损至脉等论述，其中关于脉与气血的关系，呼吸与脉行速度的精确推导，仍然可以印证司马迁所说扁鹊"守数精明"的特征。当然，《难经》之中也有很多源于扁鹊的医学思想。

更需要指出的是，《汉书·艺文志》所说的"黄帝内经十八卷"，也就是十八篇，因为那个时代没有卷下分篇的做法。《汉书·艺文志》有些书用卷做计数单位，有些书用篇做计数单位，"篇"与"卷"完全相等。《黄帝内经》十八卷，绝不会有《素问》《灵枢》各八十一篇的巨大篇幅。《素问》《灵枢》都是集大成的后世著作，有可能吸收了《汉书·艺文志》"医经七家"的全部精华。

七、扁鹊脉学三大特点

（一）脉有阴阳，脉与全身气血有关，诊脉可以"尽见五脏症结"

《脉经·卷四》说："脉一出一入曰平，再出一入少阴，三出一入太阴，四出一入厥阴。再入一出少阳，三入一出阳明，四入一出太阳。脉出者为阳，入者为阴。故人一呼而脉再动，气行三寸；一吸而脉再动，气行三寸。呼吸定息，脉五动。一呼一吸为一息，气行六寸。人十息，脉五十动，气行六尺。二十息，脉百动，为一备之气，以应四时。天有三百六十五日，人有三百六十五节。昼夜漏下水百刻。一备之气，脉行丈二尺。一日一夜行于十二辰，气行尽则周遍于身，与天道相合，故曰平，平者，无病也，一阴一阳是也。"

扁鹊认为，脉动反映的是气和血的运动，气血运行有常度。脉行与天地阴阳有关系，都有规律和常数。这表明《灵枢·卫气行》《灵枢·五十营》有学术继承的关系。

扁鹊论述虢太子的病情时说："若太子病，所谓尸厥者也。夫以阳入阴中，动胃缠缘，中经维络，别下于三焦、膀胱，是以阳脉下遂，阴脉上争，会气闭而不通，阴上而阳内行，下内鼓而不起，上外绝而不为使，上有绝阳之络，下有破阴之纽，破阴绝阳，色废脉乱，故形静如死状。太子未死也。夫以阳入阴支阑藏者生，以阴入阳支阑藏者死。凡此数事，皆五脏蹙中之时暴作也。良公取之，拙者疑殆。"

扁鹊说："以阳入阴中，动胃缠缘，中经维络，别下于三焦、膀胱，是以阳脉下遂，阴脉上争。"这是对人体阴阳脉之气血关系的论述，也是一种生理、病理状态之下的阴阳交流。外邪对人体阴阳气血的运行，有很大的影响。

"阳入阴中"是指从体表进入体内，从上到下，与手足阳经的走向一致。

"动胃缠缘，中经维络，别下于三焦、膀胱"，是指足三阳经从头走足的过程，有一部分经脉、经络循行体内，足阳明胃经在体内循行，经过胃腑的边缘，有一支向下，到了足太阳膀胱经，其间还通过三焦这个元气运行的道路，络属膀胱。中医认为，有上就有下，有出就有入，这才构成生命不息的过程。有这样下行的经脉，就有向上运行的经脉，手太阴肺经起于中焦，贯膈属肺，出于腋下，走向手臂。脾主运化，也是从中焦向上输送水谷精微，由肺朝百脉，然后"输精于皮毛"。

这就是"阳脉下行，阴脉上争"的运动。

廖育群先生根据《素问》"胃之大络名曰虚里，其动应衣"等论述，认为古代中医不知道心脏是跳动的，推动血液循环的动力是胃气。脉有胃气，就是有动力。此说有道理，与"阴静阳动"、脏腑的阴阳属性相符合。

扁鹊说"动胃"，就是"动于胃"，也就是经脉的循行要靠胃气的推动。

经脉气血上下运行的过程，如果受到邪气的影响，会出现运行障碍，或者气滞不通，使原来的阳脉下行、阴脉上行的过程无法进行，体内淤塞，体表与四肢得不到气血滋养，在上的阳气不能下行，在下的阴气无法上升，出现"破阴绝阳"的局面，患者的气色得不到滋润，脉搏混乱没有胃气，所以表现为像尸体那样的静卧。

扁鹊说，虢太子还没有死亡。他的体内"气闭不通"，造成假死的现象，可以加以检查、验证，那就是两股温暖，鼻息不畅，这些症候是客观存在的，细心摸、仔细听仍然可以得到证明。也就是说，没有这些客观症候，病人就属于真的死亡了，谁也不可能"逆天道而行"，让人起死回生。

扁鹊的医学词语里，有一个"兰藏"，历代注家的解释语焉不详，可能是不好解释它到底相当于哪一个脏器。

唐代张守节《史记正义》引《素问》说："支者，顺节；兰者，横节。阴支兰胆藏也。"

这段引文，不见于今天各个版本的《素问》之中。也许张守节是"化引原文"，用《素问》的意思，而不是原书的文字。

《素问》之中用"支"来描述经脉歧行与分支，这是很常用的方法。比如说：胃足阳明之脉，起于鼻之颏中，旁纳太阳之脉，其支者，从大迎前下人迎，循喉咙，入缺盆，下膈，属胃，络脾；其直者，从缺盆下乳内廉，下挟脐，入气冲中；其支者，起于胃口，下循腹里，下至气冲中而合，以下髀关，抵伏兔，下膝膑中，下循胫外廉，下足跗，入中指内间；其支者，下廉三寸而别下入中趾外间；其支者，别跗上，入大趾间出其端。

文中多次提到"其支者"如何行走，与之相对应的就是"直者"。也就是"直行"与"分支"行走的经脉，如同河流、大树的"支"与"干"。但是，细读扁鹊的原文，其中的"支"绝对不是这个意思。

"支兰藏"一词，是影响到内脏的意思。"支"是分支，是联络，也是影响。"兰藏"就是内脏。"兰"在这里是形容词做状语，是带有香味的内室，借以指内脏。《素问》有"灵兰秘典论"，还多次提到"兰室"。

如黄帝曰：窘乎哉！昭昭之明不可蔽，其不可蔽，不失阴阳也。合而察之，切而验之，见而得之，若清水明镜之不失其形也。五音不彰，五色不明，五脏波荡，若是则内外相袭，若鼓之应桴，响之应声，影之似形也。故远者，司外揣内，近者，司内揣外，是谓阴阳之极，天地之盖，请藏之灵兰之室，弗敢使泄也。

黄帝曰：善哉，余闻精光之道，大圣之业，而宣明

曹东义传道解惑

大道，非斋戒择吉日不敢受也。黄帝乃择吉日良兆，而藏灵兰之室，以传保焉。

帝乃避左右而起，再拜曰：今日发蒙解惑，藏之金匮，不敢复出。乃藏之金兰之室，署曰气穴所在。

"兰室"是一个储存宝贵器物的地方，是府库重地，人体的内脏，就是身体的根本所在。所以《灵枢·本脏》说："五脏者，所以藏精神血气魂魄者也；六腑者，所以化水谷而行津液者也。此人之所以具受于天也，无愚智贤不肖，无以相倚也。"

《素问·脉要精微论》说："五脏者，中之守也。"五脏的地位非常重要，因此说"得守者生，失守者死。"治疗疾病也是要早期治疗，从皮毛开始最容易见效，如果邪气深入脏腑，就难治疗了。

《素问·阴阳应象大论》说："故邪风之至，疾如风雨，故善治者，治皮毛，其次治肌肤，其次治筋脉，其次治六腑，其次治五脏。治五脏者，半死半生也。"

虢太子体内阴阳失和，气血阻隔，血脉不畅，邪正斗争激烈。这个时候，有两种发展趋势，一个是"以阳入阴"，由表及里，深入脏腑，尚有"半死半生"的希望；另一个是"以阴入阳"，邪气在体内胶滞日久，脏器衰败，又通过经脉气血影响到体表，这样的病证多为死证。

扁鹊说："以阳入阴支兰藏者，生；以阴入阳支兰藏者，死。"

扁鹊一边给虢国的国君解释病情，一边教育随行的徒弟，他说："凡此数事，皆五藏蹙中之时暴作也。良工取之，拙者疑殆。"

　　扁鹊说"尸厥"病的道理，得出的结论是"皆五脏厥中之时暴作也"。也就是说，五脏气机逆乱，都有发生厥证的可能，不是哪一个脏腑所独有。厥证发生的时候，可以影响全身的血脉，不论哪一个脏器先出现病变，五脏迟早都会受到影响，一旦爆发出来，就是危重病证。只有水平高的医生可以治好，而水平一般的医生则不能挽救患者的生命。

　　通过分析，我们看到虢太子尸厥时的阴阳失调，气血不能正常循环，影响到内在的脏腑，使气血无法顺接，才出现四肢冰冷，意识丧失，像尸体一样躺在那里，所以叫尸厥。

　　病人处于一种昏迷状态，这种情况即使发生在现在，也是十分危重的病情。在春秋时期，医疗技术低下，救治条件落后，就更加危险。

　　（二）扁鹊论脉有常数，与天地阴阳相关

　　《脉经》引用扁鹊的原文说："脉，平旦曰太阳，日中曰阳明，晡时曰少阳，黄昏曰少阴，夜半曰太阴，鸡鸣曰厥阴，是三阴三阳时也。"

　　扁鹊这种按照一天之中的不同时段，"一日分为四时"来谈论脉象的理论，是贯彻了人与天地相应的整体观，也是动态的变化。

扁鹊认为，脉象除了一天之中不同时段不一样之外，一年四季的脉象也不一样，而且表现出"阴阳六经"分段主时、分时段旺盛的特点。

扁鹊说："少阳之脉，乍小乍大，乍长乍短，动摇六分。王十一月甲子夜半，正月、二月甲子王。太阳之脉，洪大以长，其来浮于筋上，动摇九分。三月、四月甲子王。阳明之脉，浮大以短，动摇三分。大前小后，状如蝌蚪，其至跳。五月、六月甲子王。少阴之脉紧细，动摇六分。王五月甲子日中，七月、八月甲子王。太阴之脉，紧细以长，乘于筋上，动摇九分。九月、十月甲子王。厥阴之脉，沉短以紧，动摇三分。十一月、十二月甲子王。"

这种上半年三阳脉旺，下半年三阴经脉旺的学术特点，把人体阴阳气血的变化与大自然阴阳之气的变化相关联，体现出人与自然是一个整体的理念。当然，这里论述脉象的衰、旺，都是生理现象，而不是病态的脉象变化。

医生诊治疾病，既要熟悉生理状态下的脉象，也要了解病理状态之下脉象变化的道理，所以，扁鹊很快就讲到了病理状态下的脉象。

扁鹊说："厥阴之脉急弦，动摇至六分以上，病迟脉寒，少腹痛引腰，形喘者死；脉缓者可治。刺足厥阴入五分。少阳之脉，乍短乍长，乍大乍小，动摇至六分以上。病头痛，胁下满，呕可治；扰即死（一作伛可治，偃即死）。刺两季肋端足少阳也，入七分。阳明之脉，洪大以浮，其来滑而跳，大前细后，状如蝌蚪，动摇至三分以上。病眩头痛，腹满痛，呕可治；扰即死。刺脐上四寸，脐下三寸，各六分。从二月至八月，阳脉在表；从八月至正月，阳脉在里。"

上述论述的内容，仅涉及厥阴、少阳、阳明三脉的病理变化，既有形象的不正常，也有"动摇几分"程度上的差异，并且把脉象与疾病的症候紧密联系起来，其主要反应体内寒热之气的变化，也与四时阴阳变化有很大关系，并且很看重自然界阴阳变化对人体脉象变化的决定作用。

扁鹊除了对六经脉象比较重视，还对"附阳脉"与"附阴脉"的关系也很重视。

扁鹊说："附阳脉强，附阴脉弱。至即惊，实则细而沉。不即泄，泄即烦；烦即渴，渴即腹满；满即扰，扰即肠；即脉代，乍至乍不至。大而沉即咳，咳即上气，上气甚则肩息，肩息甚则口舌血出，血出甚即鼻血出。"

扁鹊对寸口脉也很有研究，他说："变出寸口，阴阳表里，以互相乘。如风有道，阴脉乘阳也。寸口中，前后溢者，行风。寸口中，外实内不满者，三风、四温。寸口者，劳风。劳风者，大病亦发，快行汗出亦发。软风者，上下微微扶骨，是其诊也。表缓腹内急者，软风也。猥雷实夹者，飘风。"

《素问》讨论过"气口何以独为五脏主"的问题，

认为全身的气血都可以"变见于气口",气口就是寸口,因为手腕之后脉搏跳动的地方只有一寸之地。《难经》有"独取寸口"之说。这都与扁鹊重视寸口脉有学术上的继承关系。

扁鹊还论述了脉象所反映的阴阳变化,这里的阴阳,或指表里深浅,或指部位前后,是扁鹊阴阳脉法的突出特点。

扁鹊说:"从阴趋阳者,风邪。一来调,一来速,鬼邪也。阴缓阳急者,表有风来入脏也。阴急者,风已抱阳入腹。上逯逯,下宛宛,不能至阳,流饮也。上下血微,阴强者,为漏癖;阳强者,酒癖也。伛偷不过,微反阳,澹浆也。阴扶骨绝者,从寸口前顿趣于阴,汗水也。来调四布者,欲病水也。阴脉不偷,阳脉伤,复少津。寸口中,后大前兑,至阳而实者,癖食。小过阳一分者,七日癖;二分者,十日癖;三分者,十五日癖;四分者,二十日癖;四分中伏不过者,半岁癖。敦敦不至胃阴一分,饮饵癖也。外勾者,久癖也。内卷者,十日以还。外强内弱者,裹大核也,并浮而弦者,汁核。并浮紧而数,如沉,病暑食粥(一作微)。有内紧而伏,麦饭若饼。寸口脉倚阳,紧细以微,瓜菜皮也;若倚如紧,荠藏菜也。赜赜无数,生肉癖也;附阳者,炙肉癖也。小倚生,浮大如故,生麦豆也。"

这些临床症候与脉象关系的论述,也许经历了多少代人的不懈探索、补充与修改,但是,在流传的过程之中更容易失传。这些脉象的临床意义，也随着时代的推移，而少有人能读懂、会用了。

（三）扁鹊论"损至脉"，开虚损治疗先河

《脉经》卷四说，扁鹊原创脉有损、至："脉再动为一至，再至而紧即夺气。一刻百三十五息，十刻千三百五十息，百刻万三千五百息，二刻为一度，一度气行一周身，昼夜五十度。脉三至者离经。一呼而脉三动，气行四寸半。人一息脉七动，气行九寸。十息脉七十动，气行九尺。一备之气。脉百四十动，气行一丈八尺。一周于身，气过百八十度，故曰离经。离经者病，一阴二阳是也。三至而紧则夺血。脉四至则夺精。一呼而脉四动，气行六寸。人一息脉九动，气行尺二寸。人十息脉九十动，气行一丈二尺。一备之气，脉百八十动，气行二丈四尺。一周于身，气过三百六十度，再遍于身，不及五节，一时之气而重至。诸脉浮涩者，五脏无精，难治。一阴三阳是也（四至而紧则夺形）。脉五至者，死。一呼而脉五动，气行六寸半（当行七寸半）。人一息脉十一动，气行尺三寸（当行尺五寸）。人十息脉百一十动，气行丈三尺（当行丈五尺）。一备之气，脉二百二十动，气行二丈六尺（当行三丈）。一周于身三百六十五节，气行过五百四十度。再周于身，过百七十度。一节之气而至此。气浮涩，经行血气竭尽，不守于中，五脏痿，精神散亡。脉五至而紧则死，三阴（一作二）三阳是也，虽五犹末，如之何也。"

扁鹊关于至脉的论述，就是脉动过速，超过平常人，根据病情的严重程度分为五等，一至脉是"夺气"，就是气虚；二至脉为"离经"，就是气血循行过快，背离了正常状态，是一种病态；三至脉为"夺血"，气行过快，血不能充盈脉道；四至脉为"夺精"，五脏藏精气而不泻，因此就形成了"五脏无精，难治"的局面，甚至会导致死亡；五至脉是死脉，这是因为"经行血气竭尽，不守于中，五脏痿，精神散亡"导致的死亡。

扁鹊论气血巡行过慢的"五损脉"也见于《脉经》卷四，他说："脉一损一乘者，人一呼而脉一动，人一息而脉再动，气行三寸。十息脉二十动，气行三尺。一备之气，脉四十动，气行六尺，不及周身百八十节。气短不能周遍于身，苦少气，身体懈惰矣。脉再损者，人一息而脉一动，气行一寸五分。人十息脉十动，气行尺五寸。一备之气，脉二十动，气行三尺，不及周身二百节。疑气血尽，经中不能及，故曰离经。血去不在其处，小大便皆血也。脉三损者，人一息复一呼而脉一动。十息脉七动，气行尺五寸（当行尺五分）。一备之气，脉十四动，气行三尺一寸（当行二尺一寸）。不及周身二百九十七节，故曰争，气行血留，不能相与俱微。气闭实则胸满脏枯，而争于中，其气不朝，血凝于中，死矣。脉四损者，再息而脉一动。人十息脉五动，气行七寸半。一备之气，脉十动。气行尺五寸。不及周身三百一十五节，故曰亡血，亡血者，忘失其度，身赢疲，皮裹骨。故气血俱尽，五脏失神，其死明矣。脉五损者，人再息复一呼而脉一动。人十息脉四动，气行六寸。一备之气，脉八动，气行尺二寸。不及周身三百二十四节，故曰绝。绝者，气急，不下床，口气寒，脉俱绝，死矣。"

一损脉因为气血循行太慢，落后于正常情况一百八十节，是"气短"；二损脉是"离经"，临床可以见大小便出血的情况；三损脉叫"争"，也叫"血凝于中"，严重的病人会出现死亡；四损脉叫"亡血"，临床表现"身羸疲，皮裹骨"，其道理是"气血俱尽，五脏失神"，这是一种严重的临床现象，所以扁鹊说"其死明矣"；五损脉叫"绝"，病人的临床表现是气喘，呼吸急迫，各个脉动都摸不到"脉俱绝"，口鼻没有热气，所以是死症。

扁鹊论损至脉，是根据脉动次数多少进行推算而做出的论断，其原创性的学术思想，被其后的医学家继承，并且逐渐发展成由"虚"到"损"的"虚损学说"。

《难经》的有关论述，就反映出后世虚损学说对扁鹊损至脉理论有继承，也有发展与创新。

《难经·十四难》说："脉有损至，何谓也？然：至之脉，一呼再至曰平，三至曰离经，四至曰夺精，五至曰死，六至曰命绝。此至之脉也。何谓损？一呼一至曰离经，二呼一至曰夺精，三呼一至曰死，四呼一至曰命绝。此损之脉也。至脉从下上，损脉从上下也。""脉有一呼再至，一吸再至；有一呼三至，一吸三至；有一呼四至，一吸四至；一呼五至，一吸五至；一呼六至，一吸六至；有一呼一至，一吸一至；有再呼一至，再吸一至；有呼吸再至。"

这里的损至脉，基本上继承了扁鹊的损至脉理论，但是省略了扁鹊的推导过程，没有一呼脉行几寸、一吸脉行几寸、一天之中气血如何循环的复杂计算。

《难经》在直接引用扁鹊关于损至脉研究的结论之后，很快就发展了"损脉的病理"，把临床症候与之紧密联系，并且总结出治疗大法，而其对"至脉的病理"阐发逐渐被后世淡化了。

《难经·十四难》说："损脉之为病奈何？然：一损损于皮毛，皮聚而毛落；二损损于血脉，血脉虚少，不能荣于五脏六腑；三损损于肌肉，肌肉消瘦，饮食不能为肌肤；四损损于筋，筋缓不能自收持；五损损于骨，骨痿不能起于床。反此者，至脉之病也。从上下者，骨痿不能起于床者死；从下上者，皮聚而毛落者死。"

《难经》对于损脉与临床症候之间关系的总结很细致，并且与五脏、五体、饮食、气血相联系，甚至可以忽略脉动的快慢程度，直接从症候表现来决定其虚损的程度，这就为"辨证论治"奠立了基础。

《难经·十四难》说："治损之法奈何？然：损其肺者，益其气；损其心者，调其荣卫；损其脾者，调其饮食，适其寒温；损其肝者，缓其中；损其肾者，益其精，此治损之法也。"

《难经》总结的这个"治损"之法，已经具有了普遍意义，在字面上也从"治损脉之法"演化为"治损之法"，省略了一个"脉"字，使其具有了"普适性"的指导意义。在临床上，一般医生见到五脏、五体的虚损，就可以从这里借用"治损之法"，进行辨证论治，因此，其得到后世普遍遵从。

《难经·十四难》论述"至脉"所联系的病证，论述得也很细致："脉来一呼再至，一吸再至，不大不小曰平，一呼三至，一吸三至，为适得其病。前大后小，即头痛、目眩，前小后大，即胸满、短气。一呼四至，一吸四至，病欲甚，脉洪大者，苦烦满，沉细者，腹中痛，滑者，伤热，涩者，中雾露。一呼五至，一吸五至，其人当困，沉细夜加，浮大昼加，不大不小，虽困可治，其有大小者，为难治。一呼六至，一吸六至，为死脉也，沉细夜死，浮大昼死。"

尽管《难经》对于至脉的病证论述也很细致，但是并没有相应的治疗方法，更没有抽象到具有普适意义的基本法则。因此，"至脉学说"对后世的影响也很小，甚至逐渐被人淡忘了。

临床上，至脉多见于外感热病的过程，或者杂病过程之中的危重症，张仲景与后世医学家对其有一些零散的论述，没有形成系统的理论体系。

综上所述，由于研究方法不当，关于扁鹊，众说纷纭。

在司马迁的眼里，需要看重的是扁鹊这个医生，而不是他诊治的病人。后代医生如《临证指南医案》作者那样，把男女患者虚拟化处理，写成"某左、某右"，就是这样的笔法。研究扁鹊不必以病人的历史时代为生活坐标，更不是以策士之言为取舍标准。因为这样做的结果，就是舍本逐末，把扁鹊说成一个虚化人物；或者说扁鹊是从秦到越，从春秋到战国，有许多扁鹊，秦越人只是其一。这种"泛化扁鹊"的"虚拟"做法不可取，也没有历史依据。春秋时期有秦国的医缓、医和，有齐医、晋医、楚医，都见于《左传》，其他古籍的记载之中也没有见"名医都泛称扁鹊"的现象。日本学者森田一郎甚至说，扁鹊就是砭石的代称，未必有其人。这都是研究方法不当造成的说法，是应该澄清的历史疑案。

张仲景的当代启示

关于张仲景的历史地位，前人曾经有过很多评论，虽然众说纷纭，但是经过历史的沉淀，逐渐形成了共识：他是一个不同寻常的医圣，他的方剂被称为经方。张仲景能够穿越两千多年历史，其学说至今仍然是当今的显学，必然有其不可超越的成功之道。但是，经方热的背后，却是中医学术严重西化、淡化的时代背景，这不能不引起我们的深思。

有人感慨《后汉书》《三国志》为何没有为张仲景立传，也有人怀疑张仲景是否做过长沙太守，我觉得可以不必纠缠于这些细节，而应该从张仲景学术的当代传承热潮之中抽身，冷静地思考一番，他是如何成功的，他为何能够成功？然后我们才能看出经方热是解救当代中医传承危机的一剂良药。

一、张仲景所处时代的社会危机

东汉末年，战乱频发，伤寒疫病大流行，大众很多因病死亡。

曹操说："白骨露于野，千里无鸡鸣。"曹植《说疫气》哀叹："户户有僵尸之痛，家家有号泣之哀。"张仲景说："余宗族素多，向余二百，建安纪年以来，犹未十年，其死亡者，三分有二，伤寒十居其七。"

出现这种状况的社会原因很多，但是，张仲景认为，知识阶层思想混乱、信仰缺失、人心浮躁是很重要的问题。张仲景说："怪当今居世之士，曾不留神医药，精究方术，上以疗君亲之疾，下以救贫贱之厄，中以保身长全，以养其生，但竞逐荣势，企踵权豪，孜孜汲汲，唯名利是务，崇饰其末，忽弃其本，华其外，而悴其内，皮之不存，毛将安附焉。"

张仲景认为，读书人应该在平时注意研究医学问题，"留神医药"，具备系统而精确的"方术"知识，这样就可以达到"治未病"的境界，并且和读书人追求"修齐治平"一样，可以在朝廷上疗"君亲之疾"，在民间救"贫贱之厄"，并且即使"对上、对下"都做不到也不要紧，还可以落到自身的"修身"上，达到"保身长全，以养其生"的最低收获。但是，"当今居世之士"却不是这样，没有这样的耐心，不能沉下心来研究医学，追求的是"荣势""权豪""名利"，在汉末、三国之际，这些东西看上去很时尚，却很难长久，如同过眼云烟那样华而不实，一旦生命不保，皮之不存，毛将安附焉？

不研究医学的读书人，在有了疾病的时候，其遭遇也是很不幸的，张仲景认为这也是很愚蠢的，像一个"游魂""卒然遭邪风之气，婴非常之疾，患及祸至，而方震栗，降志屈节，钦望巫祝，告穷归天，束手受败，赍百年之寿命，持至贵之重器，委付凡医，恣其所措，咄嗟呜呼！厥身已毙，神明消灭，变为异物，幽潜重泉，徒为啼泣，痛夫！举世昏迷，莫能觉悟，不惜其命，若是轻生，彼何荣势之云哉！而进不能爱人知人，退不能爱身知己，遇灾值祸，身居厄地，蒙蒙昧昧，蠢若游魂。哀乎！趋世之士，驰竞浮华，不固根本，忘躯徇物，危若冰谷，至于是也。"

张仲景批评"举世昏迷"的社会现象，在如今市场经济的大潮之下，又卷土重来了。人心之浮躁，不爱惜生命的吃喝玩乐，追星、吸毒、腐化堕落的不良生活方式，有过之而无不及。

二、张仲景时代的不良医学现象

张仲景说："观今之医，不念思求经旨，以演其所知。各承家技，终始顺旧，省疾问病，务在口给。相对斯须，便处汤药，按寸不及尺，握手不及足，人迎趺阳，三部不参，动数发息，不满五十，短期未知决诊，九候曾无仿佛，明堂阙庭，尽不见察，所谓窥管而已。夫欲视死别生，实为难矣。"

不读经典、只念英语、崇尚西医的"中医"，在当今社会更多。"各承家技，终始顺旧"的民间派，已经越来越少，"进城看中医"已经成为严峻现实。"省疾问病，务在检查报告单"的城市"学院派中医"，遍及神州大地，已经成为风尚。"相对斯须便处汤药"是因为病人太多，不摸脉，不会摸脉，不会辨证论治，只"按证型开方"的中医不少。要想追踪古贤，学习"上古神农、黄帝、岐伯、伯高、雷公、少俞、少师、仲文"，已经可望而不可即，即使是"长桑、扁鹊、公乘阳庆及仓公"的学术思想也丢失殆尽，"下此以往，未之闻也"。

张仲景心目之中的古贤，随着时光的推移，都渐行渐远了。

但是，华佗之死，从另一个角度说明，安心做一个医生，也是不容易达到的境界。历史上，"技术不高明"而被害死的医生不少，"伴君如伴虎"的太医们对此深有体会。但是，死于技术高明的医生也不乏其人，扁鹊"入虢之诊"，有生死人之誉，"望齐侯之色"，有先见之明，仍然被秦太医令李醯"使人刺杀之"。华佗想在自己家中行医，不去朝廷伺候宰相，被借故治罪，冤死狱中。张仲景在长沙太守任上，"坐堂行医"，是一个创造，也是一种无奈。

三、张仲景治学方法给我们的启示

张仲景是一个官员，也是一个大儒，因此，他愤世嫉俗，勇于批评，敢于担当。他以现实批判主义的精神，看穿了社会上存在的种种不良现象，并没有停留在批评上，而是在推行仁政的同时，担负起学术创新的历史责任。

张仲景说："感往昔之沦丧，伤横夭之莫救，乃勤求古训，博采众方，撰用《素问》《九卷》《八十一难》《阴阳大论》《胎胪药录》，并平脉辨证，为《伤寒杂病论》合十六卷，虽未能尽愈诸病，庶可以见病知源，若能寻余所集，思过半矣。"

四、求古训，采时方，是张仲景的技术路线

张仲景的著作里，有医经家的理论著作，也有经方家具体经验，还有他自己"平脉辨证"的体会，是一个集大成的作品。但是，不同的人有不同的看法。

王叔和说："夫医药为用，性命所系。和鹊至妙，犹或加思；仲景明审，亦候形证，一毫有疑，则考校以求验。故伤寒有承气之戒，呕哕发下焦之间。而遗文远旨，代寡能用，旧经秘述，奥而不售，遂令末学，昧于原本，互滋偏见，各逞己能。致微疴成膏肓之变，滞固绝振起之望，良有以也。"

魏晋时代的太医令王叔和，掌握着国家藏书，非常推崇张仲景的才学，他在自己的著作《脉经》之中，用卷七、卷八两卷的篇幅，引用张仲景《伤寒杂病论》的理论内容，却没有收录方药。值得提出的是，王叔和虽然整理了张仲景的著作，但是他并没有学会张仲景的"六经辨证"，而是用"诸可、诸不可"列述张仲景的条

曹东义传道解惑

文，在《外台秘要》引用的"王叔和论伤寒"内容里，他用的是华佗的"六部辨证"，而不是张仲景的"六经辨证"。

魏晋之际的大学问家皇甫谧生于东汉建安二十年（公元215年），卒于西晋太康三年（公元282年），距离张仲景和王叔和生活年代很近，他在《针灸甲乙经》自序之中说："伊尹以亚圣之才，撰用《神农本草》，以为《汤液经》。中古名医有俞跗、医缓、扁鹊，秦有医和，汉有仓公。其论皆经理识本，非徒诊病而已。汉有华佗、张仲景，华佗奇方异治，施世者多，亦不能尽记其本末。"

在皇甫谧的眼里，上古和中古时代的医学家，之所以被后世称颂，并不是因为他们会看病，而是"论皆经理识本"，是道术并重，因此才被后世推崇。汉代的华佗、张仲景则与此有所区别，他们大多都是继承前人的经验，是"奇方异治"，有很多成功案例，让人称颂不已。到底华佗、张仲景二人有多少可以证实的经典案例，皇甫谧也不能详尽记述，但是，他记载了两个典型的病例，足以显示他们的不平凡。

皇甫谧说："仲景论广伊尹《汤液经》为十数卷，用之多验。近代太医令王叔和撰次仲景遗论甚精，皆可施用。"

崇尚方术的张仲景，在皇甫谧心目之中，不过是把《汤液经》的方子加减化裁，取得了很好的疗效而已，他并不承认张仲景创立了六经辨证的理论体系。

另外，既然皇甫谧说"仲景论广伊尹《汤液经》为十数卷，用之多验"，但是，张仲景在其著作的序言里，自述其学习、引用、参考了那么多前人的著作，为什么不提如此重要的《汤液经》？

这就是一个历史疑点，《汤液经》在张仲景的心目之中占有什么地位？

五、陶弘景"揭露"张仲景窃"经方"

《汉书·艺文志》把汉代之前的医学书籍分为四大类，有医经、经方、神仙、房中，分别记载理论著作、方药经验、养生保健、性医学的内容，在"经方家"的著作里，有《汤液经》三十二卷，皇甫谧认定张仲景就是依靠这部著作写成了《伤寒杂病论》。但是，《汤液经》失传日久，我们不能再见其中到底有多少方剂被张仲景引用，这几乎成了一段无从查考的悬案。但是，40多年之前，张大昌先生献出的《辅行诀脏腑用药法要》透露出一部分内容，引起了学术界的高度重视。

《辅行诀脏腑用药法要》据说是来源于陶弘景本人，或者是他的弟子门人整理的著作，早年埋藏于敦煌藏经洞，20世纪初被张大昌的祖父张偓南重金购买、收藏，"文化大革命"之中原卷毁灭，张大昌先生凭记忆和抄本，复述和整理出来，并于1974年献给了中医研究院。

从《辅行诀脏腑用药法要》的内容来看，它是为道家修炼服务的，或者是道家修炼"入门"的必由之路。

其中说隐居曰："凡学道辈，欲求永年，先须祛疾。或有夙瘤，或患时恙，一依五脏补泻法则，服药数剂，必使脏气平和，乃可进修内视之道。不尔，五精不续，真一难守，不入真景也。服药祛疾，虽系微事，亦初学之要领也。诸凡杂病，服药汗、吐、下后，邪气虽平，精气被夺，令五脏虚疲，当即服补汤数剂以补之。不然，时日久旷，或变损证，则生死转侧耳。谨将五脏虚实症候悉列于下，庶几识别焉。"

道家修炼的目的是为了得道成仙、长生不老，治疗疾病显然不是修道的最终目的。也就是说，看病，找医生；没病，才能修道。因此说"服药祛疾，虽系微事"，是初学者进入道家之前或者之后必须做的事情，就好像脱去一件旧衣服，换上一个新道袍那样，进入一个新的境界。

在修道者的心目之中，是自视很高的，他们觉得自己远在医生之上，可把人带到更高的境界。但是，道家面对的人群，都是肉眼凡胎的人，甚至是有很多疾病的人。"病夫修道"也是一个必须认真对待的问题。

《辅行诀脏腑用药法要》说："经方有救诸劳损病方，亦有五首，然综观其要义，盖不外虚候方加减而已。录出以备修真之辅，拯人之危也。然其方意深妙，非俗浅所识。缘诸损候，藏气互乘，虚实杂错，药味寒热并行，补泻相参，先圣遗奥，出人意表。汉晋以还，诸名医辈，张机、卫汜、华元化、吴普、皇甫玄晏、支法师、葛稚川、范将军等，皆当代名贤，咸师式此《汤液经》，愍救疾苦，造福含灵。其间增减，虽各擅其异，或致新效，似乱旧经，而其旨趣，仍方圆之于规矩也。"

希望修道的人，有很多属于久病虚损，他们为了信仰，或者为了摆脱疾病的痛苦，才走进道家。因此，治疗虚损是道家面临的一个基本问题。道家与佛家的区别，也许在这里已经有了界限。佛家修来世，疾病可以带到来世去；道家修当世，有病必须立即解决。解决疾病的治疗问题，道家也很聪明，他们也借助于医学家的力量，或者从医学家那里得到某种程度的证明。为了拉近医学家与道家的距离，陶弘景列了一群医学家，第一个就是张机，说他学习《汤液经》之后，才有了《伤寒论》的编撰成书，"似乱旧经，而其旨趣，仍方圆之于规矩也"，虽有改动，无伤大雅。

《辅行诀脏腑用药法要》又说："外感天行，经方之治，有二旦、六神大小等汤。昔南阳张机，依此诸方，撰为《伤寒论》一部，疗治明悉，后学咸尊奉之。"

道家法天则地，讲究方位、阴阳，对于医方的排列对比，也按照时空的顺序，排出阳旦、阴旦、青龙、朱雀、白虎、玄武的"堂堂阵势"，号称二旦、六神方。他说这些方剂，都在《伤寒论》之中，只是换了名称，大家没有发现，但是都认为很有疗效。

为了揭开二旦、六神的本来面目，《辅行诀脏腑用药

曹东义传道解惑

法要》又说："阳旦者，升阳之方，以黄芪为主；阴旦者，扶阴之方，柴胡为主；青龙者，宣发之方，麻黄为主；白虎者，收重之方，石膏为主；朱鸟者，清滋之方，鸡子黄为主；玄武者，温渗之方，附子为主。此六方者，为六合之正精，升降阴阳，交互金木，既济水火，乃神明之剂也。张机撰《伤寒论》，避道家之称，故其方皆非正名也，但以某药名之，以推主为识耳。"

张仲景如何更改"经方"？

《汤液经》的二旦六神方，在《辅行诀脏腑用药法要》之中都有记载，可以帮助我们考察《伤寒论》是如何修订的：

小阳旦汤：治天行发热，自汗出，汗自出而恶风、鼻鸣、干呕者方。

桂枝三两　芍药三两　甘草炙又方无炙字，有切字二两　生姜二两，又方为三两切　大枣十二枚

上五味，以水七升，煮取三升，温服一升。服已，即啜热粥饭一器，以助药力。稍令汗出，不可大汗淋漓，汗出则病不除也，日三服，取瘥止。若加饴一升，为正阳旦汤也。

小阴旦汤：治天行身热，汗出，头目痛，腹中痛，干呕，下利者方。

黄芩三两　芍药三两　生姜二两切　甘草炙又本无炙字二两　大枣十二枚

上五味，以水七升，煮取三升，温服一升，日三服。

服汤已，如人行三四里时，又本为少时令病者啜白酨浆一器，以助药力。身热去，自愈也。

大阳旦汤：治凡病汗出、自汗出不止，气息惙惙，身劳力怯，恶风凉，腹中拘急，不欲饮食，皆宜此方。若脉虚大者，为更切证也。

黄芪五两　人参　桂枝　生姜各三两　甘草炙二两芍药六两　大枣十二枚　饴一升

上七味，以水一斗，煮取四升，去滓。内饴，更上火，令烊尽。每服一升，日三夜一服。

大阴旦汤：治凡病头目眩晕，又本无晕字，咽中干，每喜干呕，又本无每喜二字食不下，心中烦满，胸胁支满，又本为痛往来寒热者方。

柴胡八两　人参　黄芩　生姜各三两　甘草炙二两芍药四两　大枣十二枚　半夏一升，洗又方为清夏一升

上八味，以水又本为以浆水一斗二升，煮取六升，去滓。重上火，缓缓煎之，取三升，温服一升，日三服。

小青龙汤：治天行发热，恶寒，汗不出而喘，身又本为周身疼痛，脉紧者方。

麻黄去节三两　杏仁熬半升　桂枝二两　甘草炙一两半

上四味，以水七升，先煮麻黄，减二升，掠上沫，内诸药，煮取三升，去滓，温服八合。必令汗出彻身，不然，恐邪不尽散也。

大青龙汤：治天行表不解，心下有水气，干呕，发

热而喘咳不已者方。

麻黄去节　细辛　芍药　甘草炙　桂枝各三两　五味子半升　半夏半升　干姜三两又方无干姜

上八味，以水一斗，先煮麻黄，减二升，掠去上沫。内诸药，煮取三升，温服一升，日三服。

小白虎汤：治天行热病，大汗出不止，口舌干燥，饮水数升不已，脉洪大者方。

石膏如鸡子大，绵裹　知母六两　甘草炙二两　粳米六合

上四味，先以水一斗，煮粳米，熟讫去米。内诸药，煮取六升，温服二升，日三服。

大白虎汤：治天行热病，心中烦热，时自汗出，口舌干，渴欲饮水，时呷嗽不已，久不解者方。

石膏如鸡子大　麦门冬半升　甘草炙二两　粳米六合　半夏半升　生姜二两切　竹叶三大握

上七味，以水一斗二升，先煮粳，熟讫去米。内诸药，煮至六升，去滓，温服二升，日三服。

小朱鸟汤：治天行热病，心气不足，内生烦热，坐卧不安，时下痢纯血，如鸡鸭肝者方。

鸡子黄二枚　阿胶三锭　黄连四两　黄芩　芍药各二两

上五味，以水又本为浆水六升，先煮黄连、黄芩与芍药，取三升，去滓。内胶，更上火，令烊尽。取下待小冷，下鸡子黄，搅令相得。温服七合，日三服。

大朱鸟汤：治天行热病，重下一本无热病重下，恶毒痢，痢一本无痢下纯血，日数十行，羸瘦如柴，心中不安，腹中绞急一本无绞急，痛如刀刺者方。

鸡子黄二枚　阿胶三锭　黄连四两　黄芩　芍药各二两　人参二两　干姜二两

上七味，以水一斗，先煮黄连、黄芩、干姜等四物，得四升讫，内醇苦酒二升，再煮至四升一本为五升，去滓。次胶于内，更上火，令烊尽。取下待小冷，内鸡子黄，搅令相得即成。每服一升，日三夜一服。一方为次内胶及鸡子黄，服如上法。

小玄武汤：治天行病，肾气不足，内生虚寒，小便不利，腹中痛，四肢冷者方。

茯苓三两　芍药三两　白术二两　干姜三两　附子一枚，炮去皮

上五味，以水八升，煮取三升，去滓，温服七合，日三服。

大玄武汤：治肾气虚疲，少腹中冷，腰背沉重，四肢冷清。其后有：小便不利，大便鸭溏，日十余行，气惙力弱者方。

茯苓三两　芍药三两　白术二两　干姜三两　附子一枚，炮去皮　人参二两　甘草炙二两

上七味，以水一斗，煮取四升，温服一升，日三夜一服。

通过比较不难发现，张仲景不仅把很多方名改变了，

而且治疗病种也不一样，原来是治疗"热病"（共出现5处）、"天行"（共出现10处）的方剂，变成了治疗"伤寒"的方剂。整部《辅行诀脏腑用药法要》没有一处提到"伤寒病"或者"伤寒"，只有两次提到张机《伤寒论》，这也印证了一个困扰我很久的问题：

为什么《素问》《灵枢》大力论述的"热病"证治，在张仲景之后逐渐消失了？

《黄帝内经》倡导的"热病"成了"绝学"，迎来了"伤寒时代"，这是外感热病学说的转变，也是"中医诊治模式转化"，是学术进步的象征。

六、张仲景对待"经方"的态度

在张仲景的心目之中，《汤液经》的方剂只是他建筑《伤寒论》的材料，属于砖头、木料之类，他想改换名称就改换名称，想加减就加减，绝对不是今天"方证对应"所倡导的用方原则：

既不能改变方剂组成，也不可改变方剂的用量，更不敢改变方剂治疗的病证。

"执方疗病"，不会加减，不知变通，"对号入座"，傻瓜式的"按证型用药"，这样的信徒，即使再虔诚，张仲景也应该是不待见的，因为他们"各承家技，始终顺旧"，不能与时俱进。

日本经方派，把张仲景的方剂固定下来，长期服用，就容易导致"小柴胡事件"；现在的"辨病与辨证相结合"、按证型用药、双盲对照、"防止偏倚"的统计学研究，也不是张仲景"心法"。

张仲景重视经典，敢于创新，理论结合实践，因此，才能写出不朽的《伤寒杂病论》。

国医大师邓铁涛说："张仲景医学渊源于'医经家'与'经方家'。《伤寒论》以经方家之著作《平脉辨证》为蓝本，但以医经之理论为指导加以整理提高而成。"

关于张仲景的学术贡献，请参阅曹东义《中医外感热病学史》《热病新论》，以及"外感热病简史"。

综上所述，具有爱心的长沙太守张仲景，看到疾病流行造成的灾难，想起了当年跟随张伯祖学习医学的初衷，尽管自己已经脱离医林，身在朝廷之上，但是，天下大乱，民不聊生，诸侯割据，三国鼎立，自己无法实现治国平天下的抱负，就想像春秋末期的名医扁鹊那样，"名闻天下"，救民于疾病生死的危难之中。

所以，他一边开创"坐堂行医"的先例，一边写作《伤寒杂病论》，把中医外感热病转化为伤寒病，继承创新《素问·热论》理论，不拘病变的日期，一切以症候为准；大胆论述三阴死证的回阳救逆法则，开辟半表半里"和法"，活用《汤液经》的方剂，加减变化，应对各种误治，成为"活法巧治"的典范。

中医学体现了时空整体观

"万里长城今犹在，不见当年秦始皇。"一切物质的存在形式，都离不开时间与空间。一块岩石即使有几亿年的历史，也有放射性元素的衰变加以证明。生命之短暂，更需要以时空为坐标，加以解说和证明。生命的鲜活与生动，也只有在一定的时空里，才能见到，而不能仅仅以空间结构的物质形式说明。因为一旦离开了时间，就无法知道生命的结构是从哪里来的，又将到哪里去。

秦始皇只能是公元前几百年的秦始皇，他不会是恐龙时代的生命，不是火星和月球上的人。同样，埃及法老的木乃伊，长沙马王堆的鲜活女尸，即使是在今天出土，也不是我们这个时代的人，无论他（她）的尸体保护得多么鲜活，空间结构如何完整，都不具有现代意义上的生命。因此，中医说的"人以天地之气生，四时之法成"，是一个时空整体观的真理性认识。人们即使是生活在太空空间站里，也必须模拟地球的生活环境，必须"升降出入"与环境交换物质。一旦停止升降出入，生命就会完结。

过去人们都习惯于靠生理、病理解剖了解人体，其实那些知识都是关于生命的"虚拟数字"，没有一个人完全等于课本上的"标准描述"。所有统计学处理过的医学数据，都是抽象过的概率，而不是具体鲜活的生命。中医藏象理论尽管也是抽象的虚拟化研究方法，但是它把人体的各个部分，与周围的时空紧密联系起来考虑，认为五脏通于四时之气，合于五味、五方、五声，而不把对人体的认识局限在脏器的包膜里，只考虑其局部结构；也不把人体局限在皮肤之内的"小整体"里进行研究，而是把人体放在地球的生物圈里、宇宙的大环境里进行研究，是以"时空整体观"为指导的研究方法，这是正确的世界观。

一切生命都是"整体生成"的，而不是局部组合起来的。所有人体的生理、病理的结构，都是在时间的长河里积累出来的，是靠功能积累而后出现的有机结构。既然每个个体，都是功能积累的结果，也就决定了每个个体必将随着功能的丧失，其结构也逐渐消失在时间历史的长河里。中医的经典著作对于人体男女生长发育规律的揭示，就是以时间为坐标的空间描述方法。

疾病的出现，也是随着时间的推移而逐渐积累出来的。疾病的出现，既不是外来的某一因素决定的（外伤和感染也是借助于人体才形成的），也不是某一时刻突然出现了具有"纳入诊断标准"空间结构的病灶。中医诊断疾病注重症候变化，就是看重人体疾病必将随着时间的变化而逐渐演化。辨证论治是从人体的整体反应性出发，来推求疾病变化的原因，帮助患病的机体向有利的方向转化。

所有疾病的治疗过程，都必须建立在人体自组织机能的基础上。离开人体自组织能力，任何治疗都不会产生效果。中医"扶正祛邪""病为本，医为标"的基本法则，就是对人体自组织能力的尊重。

中医的指导理论阴阳学说、五行学说，都符合时空整体观的基本原则。

阴阳之中，既有空间结构的定位原则，也有年时间节律、四季时间节律、日时间节律的划分，药物的四性也是按照时间气候的节律划分的。所以说，人体结构、生理状态、病理变化、药物治疗的时空整体观，都与阴阳学说并行不悖。

五行学说包含着时空整体论的基本要素，并且与阴阳学说不同，它不限于阴阳属性的两两相对，而是构成一个"多元并存、整体和谐"的复杂体系。古人用五行来说明一切物质要素，它们在时空整体的演变转化过程，都可以归结为互相资助、互相制约的相互关系，五行学说的"生克制化"思想，就体现了物质世界这一规律。因此，可以说阴阳是关于时空整体划分两大对立因素的学说，而五行学说则包容了整个物质世界万物之间相互关系的最基本的特征。"跳出三界外，不在五行中"是一种遐想，是古人脱离太阳系的一个理想化的寓言。

时空整体观之所以先进，是它还可以包容现代还原论。以往的还原论世界观有其局限性，它只注意了物质实体，由宏观到微观探索物质的空间结构，希望用最基本的物质组成说明世界的本原。而物理学的发展证明，世界起源于大爆炸，随着时间的推移，才产生了各种元素，后来逐渐有了各个星球。也就是说，宇宙是"整体生成"的，不是分部合成的。人生活在地球的生物圈里，是个特殊的案例，而不是各个星球都可以有生命产生，也不是地球一诞生就有了生命。

人类出现在地球上，是在时空转化的过程中出现的，经历了漫长的历史过程。人体的微观世界是一个庞大的复杂体系，各种生理调节严格地按照自组织规律进行，其中参与调节的因素，即使从分子水平来说也是海量数据，更不用说具体到基本粒子阶段的复杂性了。

每一个炎症病灶的形成，每一个癌症患者的出现，每一个自身免疫疾病的发生，都不是单一因素所决定的，其中已经被认识到的基因组学、蛋白组学、细胞因子网络、微观代谢环境、神经调节、免疫监视等，都是人体自组织能力的一个部分，都是在时间的长河里，由功能积累出来的空间结构，是时空一体的整体，不是哪一个因素在决定人体的命运。"基因"之所以要"组学"，蛋白也要用"组学"来说事，就是因为单一的"基因"与单一的蛋白，很难决定某一个性状，因此才要组合起来

曹东义传道解惑

"共同作用"。这就从根本上动摇了"还原论"的根基，不是一个东西在控制人体，也不是一个东西在控制疾病。"组学"尽管离"时空整体观"还很遥远，但是，可以肯定地说，"组学"的出现，就是由还原论向时空整体观的回归。当然，这个回归不是简单地回归阴阳五行，而是在阴阳五行指导下的更深刻的认识。阴阳五行的指导，也不是具体术语的运用，而是它们体现出来的时空整体观的指导，是科学理论、科学方法的指导。

症候不是肤浅的主观感觉，也不是病灶直接决定症候表现。症候是人体复杂微观变化的整体涌现性。人体既有整体大于部分之和的情况，也普遍存在着"整体压制部分"，阻止部分功能最大化的调整作用。

人体是一个多元并存、整体协和的复杂巨系统，对其自组织能力的了解，都必须在时空整体观的指导下进行，否则就是片面的认识。

医生治疗疾病的过程，属于"他组织作用"，"他组织"需要通过"自组织"而起作用。医生的"他组织作用"，往往是使人体自组织中被压制的"部分潜能"进行释放的过程，也可以说是解除整体对于部分功能压制的过程。在正常的状态下，很多器官的生理功能都不是"满负荷"运转的，因此才有部分肺切除、肝切除、脾切除、肾移植手术的可能性。

当然，这种解除整体压制的过程，是一种有序的过程，也是整体可控的过程，所以是有益的治疗措施，否则出现无序和失控，就是"医源性损伤"。中医针灸、按摩、导引、养生食疗，甚至药物治疗的作用原理，很有可能就属于有序解除整体压制的作用，这与中医扶正固本的原理是并行不悖的。

"人体观"决定中医特色

中医学术博大精深，概括起来无非是"怎样看"和"怎样做"；中医特色虽然很多，总的说来无非是其"认识论"和"实践论"有所不同。

过去我们谈论中医特色、中医优势，一般都是从中医养生、治病的具体环节说起。其实，中医学作为一个独立的学术体系，其"人体观"的特色才是最根本的，是其世界观的直接反映。中医学的健康观、疾病观、治疗观，都是在中医人体观指导下，进一步形成的具体学术理论。

中医人体观的创立，是在一定世界观的指导下认识人体的具体体现。在中医学理论形成的初期，精气学说、阴阳学说、五行学说都对中医产生了深远的影响，为中医构建独特的人体观提供了坚实的理论基础。细说起来，中医的人体观可能涉及很多具体内容，但是概括起来看，我认为主要有以下几个方面。

一、人是"天地所生之人"

人体观首先要回答"人从哪里来"的问题。尽管东方与西方的古老神话里有不同的传说，但是作为严肃的科学问题，《黄帝内经》作者以自然生成的观点，阐述了人生于天地之间，与大自然存在着息息相关的紧密联系。

《素问·宝命全形论》说："天覆地载，万物悉备，莫贵于人。人以天地之气生，四时之法成。"又说"人生于地，悬命于天；天地合气，命之曰人。人能应四时者，天地为之父母。知万物者，谓之天子。"人生于天地之间，是一个自然生成的过程，而且人体生成之后，也必须依赖于天地阴阳的变化，要靠天地四时之气充养身体，才能维持生命。

人对于天地自然的依赖，不是孤立的现象，而是所有生命的共同特点。所以《素问·阴阳应象大论》说："阴阳者，天地之道也，万物之纲纪，变化之父母，生杀之本始，神明之府也。治病必求于本。"

古人善于求本，一切学问的根基都要从根本做起，"君子务本，本立而道生。"《素问·生气通天论》说："夫自古通天者，生之本，本于阴阳。"所谓"生气通天"的思想，就是天人一体，或者叫"天人合一"。1929年，余云岫提出废止中医案，罗列中医的所谓"罪状"，其中最主要的一条就是中医"提倡天地通，阻碍科学化"。在他看来，努力割断人与天地的联系，是科学发展

曹东义传道解惑

的必然。余云岫说："人类文化之演进，以绝天地通为最大关键，考之历史，彰彰可按。"他把中医主张"天地通"等同于"巫"文化，把中医学术视为巫蛊迷信。这是余云岫思想深处的一个症结，具有他这样思想的人，也将会难以进入中医思维领域，很容易加入反中医的合唱阵营。而有这样思维的人，在那个时代，甚至在现代，也绝非个别。

中医主张人与天地通，是要靠这种思想来构建整个学术体系，它是一个不可或缺的基础支撑。《素问·六节藏象论》说："天食人以五气，地食人以五味。五气入鼻，藏于心肺，上使五色修明，音声能彰；五味入口，藏于肠胃，味有所藏，以养五气。气和而生，津液相成，神乃自生。"假如隔绝了人与天地的联系，也就隔绝了中医学的"地气"，使中医学术变成无本之木、无源之水。

中医基于人与天地四时相通的观点，所以才说肝通于春气，配东方，其色青，其味酸，属木。如果割断了人与天地的联系，中医的藏象学说就无理可讲，变成了毫无根基的浮泛浅论。因此，中医把"人与天地通"看得非常重要，把这种思想贯彻到诊治活动的整个过程之中。

"人与天地通"不仅可以使人体获益，也可以使人体受伤害。所以《素问·四气调神大论》说："四时之气，更伤五脏。阴之所生，本在五味；阴之五宫，伤在五味。"中医治疗疾病的药物，其温热寒凉"四气"与辛酸甘苦咸"五味"，都来源于天地自然之气。

二、人是"形神一体之人"

人体观必须回答人与动物的区别。中医在强调人体自然属性的时候，既看重天地之气的决定作用，也重视父母的遗传作用。《灵枢·天年》在讨论人体何以生、何以死的重大问题时，提出了"以母为基，以父为楯；失神者死，得神者生"的命题。

人体出生的时候，不仅接受了父母遗传的身体发肤，而且还拥有父精母血升华而成的精神。在精神与形体的关系之中，精神是主宰，处于主导地位，形体只是"生化之宇"。"血气已和，营卫已通，五脏已成，神气舍心，魂魄毕具，乃成为人。"中医认为，只有形体而没有精神，不能称作人，只有形神兼备才是完整的人。

天地之间"莫贵于人"，人之所以可贵，也在于人体是形神统一的整体。《灵枢·本神》说："生之来谓之精，两精相搏谓之神。"父精母血结合在一起，形成人体雏形的时候，就产生了形神一体的人。在中医的认识里，精神对形体的主宰作用，不是在出生之后，而是在胚胎形成的早期就已经如此。胚胎也是一个完整的生命，有神气的主宰存在。

在关于"心主神明"还是"脑主神明"的争论中，许多人认为中医对于脑与神明关系的认识，形成的时代比较晚，出现在李时珍主张的"脑为元神之腑"之后，其实这是一个误解。《灵枢·经脉》说："人始生，先成精，精成而脑髓生，骨为干，脉为营，筋为刚，肉为墙，皮肤坚而毛发长，谷入于胃，脉道以通，血气乃行。"

在《黄帝内经》作者的心目之中，头（包含脑）的五官，是感受外界变化、反映人体精神状态、表达情绪意志的最主要的器官。因此，肾精、脑髓与神明的关系，是比较清楚的。但是，为什么古人不说脑主神明，而主张"心主神明"呢？因为在中医学里，五脏是人体的核心，脑不是"最高司令部"。

中医主张心主神明，不是说精神思维活动只与心有关，而是认为在心的主宰下，五脏分别与不同的精神思维活动有联系，是一个"整体参与"的过程。也就是说，无论是在生理状态之下，还是在病理过程之中，都离不开精神对于形体的控制，也就离不开五脏的整体参与。

儒家经典《中庸》说："喜怒哀乐之未发谓之中，发而皆中节谓之和。中也者，天下之大本也；和也者，天下之达道也。致中和，天地位焉，万物育焉。"把人体的喜怒哀乐的变化，看成有关天下的"大本""达道"，可见人体的精神状态，对于整个世界和谐与繁荣是至关重要的。喜怒哀乐的情绪变化，也受"升降出入"规律的支配。喜怒哀乐只要是"适中"发放，就是生命和谐的音符，是一个人正常生理的表现。假如喜怒哀乐不加节制，或者"不适当"发放，这个人的神智就出了问题，健康也就会受影响。假如世人都能喜怒哀乐"发而中节", 这个世界就美好、和谐; 如果世人的喜怒哀乐不是"发而中节", 而是随意地释放, 整个世界就会一片混乱。

由此可见, "心主神明"与"五神脏"一起构建的"形神一体"观, 有着极为重要的意义。

三、人是"五脏和谐之人"

中医的人体观必须与西医的人体观不一样, 才能有特色、优势。

西医重视物质实体, 所以崇尚物质一元, 或者讲求矛盾二元, 但是中医学主张人体的"多元共存", 三阴三阳是多元, 五脏六腑更是多元。多元共存不是简单的静态存在, 而是通过生克制化的动态变化, 达到脏腑功能的和谐适中, 使生命的基本物质气血津液达到流通顺畅, 升降出入发挥各自的重要作用。

中医所说的脏腑, 既有不可变更的空间位置, 也有严格的时间先后顺序, 是一个时空一体的脏腑概念。心肺居上焦, 肺为华盖, 主气, 属金, 通于秋气, 因此而能"朝百脉, 行津液"。心如艳阳当空照, 因此属火, 主神明, 通于夏气。心肺的位置与所主时令, 是不能互换的。中医关于腹部脏腑的位置, 不是按实际的解剖位置规定的, 而是出于理论学说的需要而构建的"理想模型"。在腹部的实际解剖关系里, 肝肾所在的空间位置, 并不比脾胃低, 甚至可能高于脾胃, 但是, 中医学"硬性规定"肝肾居下焦, 脾胃在中焦, 它们不能互换和调

曹东义传道解惑

整位置。因为，不这样做就不能建立脏腑之间升降出入的理想模型，就不会有"先天生后天，后天养先天"的理论存在。

中医构建理想化的"脏腑时空图"，就是为了把人与天地相参的概念贯彻到底，作为其学说的根基而不容动摇。脏腑在各自的位置上生克制化，其作用既不能太过，也不能不及，储存阴精，化生气血，输布津液，制衡着喜怒哀乐，沟通四肢、九窍，外联天地阴阳、四时五味。

即使在西医手术切除了病人的脾脏之后，中医辨证的时候依然会坚持脾的存在，这种"切不掉的脾"，就是理想化脏腑模型的脾。

四、中医是"变动不居之人"

人体观直接为中医治疗奠立基础理论，才能做到理论指导实践。中医认为人既有生、长、壮、老、已的总规律，也有年、月、日、时的变化，人的脉搏、呼吸、气血运行、津液输布、饮食消化，每时每刻都处于不停地变化之中，并且是互相配合、互相制约的，"升降出入"整体和谐的变化不停。比如，一呼一吸脉行几寸，呼吸的频率与脉行的速度是否成比例，春秋末期的医学家扁鹊就认真地推算过，他精细的计算方法被司马迁称为"守数精明"，以至于后世医家普遍遵循他的法则，而难于超越。

中医学除了重视对生理状态的把握之外，在辨证治疗的时候，也是动态把握疾病的变化过程。张仲景《伤寒论》创立的"观其脉证，随证治之"的辨证论治方法，也就是根据病人症候变化，及时随机地进行调整治疗方法，使病人由疾病状态转为健康状态。

我认为，全面理解中医人体观，是张显中医学术个性、发挥中医特色优势的前提，应该引起大家的重视。

曹东义传道解惑

"生成论""构成论"
打通中西医壁垒

中医与西医的世界观和方法论有区别也有联系，在走过一百年的争论之后，有可能步入融合的结局。

一、"构成论"是物质科学的法宝

构成论是研究物质结构的科学，生成论是阐述生命成长的知识。

西方研究物质科学在近代取得长足进展，奉行的是还原论，是从研究物质结构着眼的，机械论也离不开构成论，因此，可以说"构成论"是西方的"道"。

所谓西学东进，"赛先生"进中国，以及后来的四个现代化，基本上是还原论科学观（构成论）支撑的工业化。我国从废科举兴学校，到建立门类比较齐全的科学技术体系，走过了百年曲折道路。经过几代人的不懈努力，尤其是改革开放以来加快引进、消化、吸收科学技术，我们生活的方方面面已经改变了，中国的经济大步前进，国家实力和地位空前提高。

但是以还原论方法（构成论）构建的工业文明，追求物质占有，无法实现全世界的共同富裕、和谐发展，甚至有资源耗竭、环境污染、强权政治的弊端，不是可以全球共享的文明形态，势必会被信息、生态文明取代。而信息、生态文明社会需要的科学观，是系统科学、复杂性科学，不是还原论方法、机械唯物主义的宇宙观。

元明时代，西医学借着传教的势力登陆华夏之后，曾经广泛传播其还原论（构成论）为代表的学术体系，行的是"霸道"。但是，从康熙王朝禁止自由传教之后，"百年禁教"延缓了其东扩的速度。西方医学的传播，也或快或慢地影响了中医的发展。1830 年《医林改错》的出版，虽然其主要成就是气血理论指导下的活血化瘀方药，但是其"为经典改错"、走解剖道路的发展方向是错误的，背离了几千年以来的中医"生成论"的特色，改弦更张，要实行"构成论"，造成了中医界信心动摇。

二、西医依靠"构成论"，中医主张"生成论"

在中西医互相碰撞的早期，构成论的物质科学压倒了生成论的生命理论，中医事业逐渐衰落。

科学作为人类认识自然与社会的系统知识，有广义与狭义之分，有过去、现在、未来之别。广义的科学包括自然、社会、意识领域的众多知识，而狭义的科学只包括数学、物理、化学等经典的西方近代文艺复兴之后产生的自然科学。

但是，西医依靠的结构，是不稳定的生命结构，而且细胞核的"同质化"，也让结构决定功能的构成论遇到了前所未有的否定意见。在系统科学新的视野下，大科学家钱学森先生说，医学发展的方向是中医，而不是西医，西医也要走到中医的道路上来。西医如何走到中医的道路上来？中医如何现代化？我认为，中西医的融合首先必须从"道"的层面打通，而不能仅仅局限于"术"的角度汇通。

历史上，中医也有过"构成论"，研究过脏腑的结构，十二经脉、五官九窍也是构成论的知识范围，但是中医的"构成论"始终属于从属地位，占主流的一直是"生成论"。中医临床进步的轨迹，如果是沿着华佗外科手术（构成论）的道路前进，必然会非常重视解剖、止血、麻醉、局部抗感染，其手术刀不会生锈，麻沸散也不会轻易失传。然而，胆石症、肠梗阻、阑尾脓肿、腹内肿瘤等西方医学依靠手术治疗的疾病，张仲景大多可以通过非手术（生成论）解决，辨证论治方药体系的建立，丰富的内病外治理论与技术，使中医临床走了不依赖外科的道路，其安全有效的特点一直影响到现在，形成了中西医两大不同的体系。

也就是说，千百年以来，中医"自从懂了张仲景，临床不再学华佗"。

但是，中西医之间的这些差别，在复杂性科学、系统论出现之前，在大规模中西医临床疗效对比没有出现的时候，人们是很难认识到的。甚至今天，仍然有人说"你把全中国的癌症都治好了也与本案无关"，这是只认西方标准，不管中医特色的"技术壁垒""西方科学霸权"。两次反中医思潮的出现，都与狭隘科学观看不见中医科学性有关系。中医优秀的原创特色，都落在西方还原论的目光之外。

三、"构成论"在生命微观领域破产

西方医学在还原论方法的指导下，打开人体进行解剖研究，从结构研究功能，数学、物理、化学等近代科学方法与知识很自然地进入了西医学的体系之中，取得了前所未有的成就，是中医学所不具备的。

细胞是整体生成的，不是分步合成的。按照还原论的方法进行下去，到了细胞、基因水平，就出现了行不通的问题，因为，所有的细胞都具有相同的细胞核，也就是出现了生命结构的"同质化"，这就否定了"结构决定功能"的"构成论"。

不同细胞，只是选择了整体功能的一个部分。共同的细胞核，说明所有的细胞都可以变成"全能干细胞"，形成一个新的生命。

另外，生命的"结构"，还是一个"不稳定结构"。每个细胞，每时每刻都处于不停的分合状态，一旦周围环境发生改变，就会影响细胞的稳定性，或者出现变性坏死、细胞凋亡。

这种"不稳定的生命结构",最适合"状态调控",而不适合"机械修理"。以分子生物学方法进行治疗,有其清晰的作用靶点,代谢过程清晰,量效、构效关系明确,可重复性强,都是其优点。但是,化学分子在微观领域的存在是十分复杂的,不是单一的分子在起决定作用,而是形成了极为复杂的细胞因子网络,往往互相影响,彼此制约,需要的是调节,而不是祛除、移植某种分子。

以攻击靶点为出发点的单纯一种化学物质治疗,往往是"攻其一点不及其余",很难求得生理功能的和谐平衡,对于人体自组织能力的干扰作用可能大于帮助作用。因此,需要重新评价其远期影响,这也是循证医学崛起的一个原因。

四、"生成论"要求"全数据"

生命的诞生和成长,一刻也离不开环境因素。健康的维护,疾病的治疗,也离不开环境,"生成论"就是研究生命为什么能够生、何以成的道理。

大型计算机、互联网、未来科学的发展,是要把一切有关健康、疾病、康复的因素都考虑进来,把天地万物、自然、精神、社会的因素都纳入进来,这才是大数据,而不是只在身体内部找分子靶点。也就是说,生成论研究生命规律的时候,要求全数据,而不是统计学的抽样样本。

人体因为年龄的增加，或者患病日久，往往从头到脚有很多"异常"。如果按照"精细仪器检查"的结果，可以分别找到许多可攻击的靶点，各科专家可以"很有科学依据"地分别开出来几种药物，把各位专家的药加在一起，就是一大堆化学药物。如何服用呢？都吃？那么，就只能吃药，而无法吃饭了。都不吃？随意吃？把各位专家的"科学依据"置于何地呢？现在已经出现了不少老人"按单服药"，即使拣着主要的药吃，每天也要吃几种药，还需要经常"调药"。这几种十几种药，相互之间是什么关系？加在一起是起协同作用，还是互相抵触？是否产生新物质？没有人说得清楚，需要经常就诊咨询，更换治疗药物。因为每一种药都是单独研究出来的。

在肚子里开西药铺，远不如在外边开中药方。因为中医的复方用药，大多"道法自然"，是天然植物，炮制使用的方法，已经反复研究、验证了几千年。

还原论方法，只追求局部最佳，认为整体的健康是由局部因素决定的。

中医学在脏腑解剖上，限于历史条件，提出一个传神、写意的脏腑，是"时空化"的脏腑，侧重于研究人在天地万物之间，如何保持自身的整体性，如何与环境和谐相处，不再深入研究脏腑的内部结构，而是重视探索它们相互之间的影响，建立起一套关系模型。

中医这套关系模型，以气、阴阳、五行学说为理论

曹东义传道解惑

指导，把人体放在自然环境中进行考察，充分依据人体的"自识"和"识他"的能力，建立了一整套识别、判定、解决人体健康与疾病，及促进疾病向健康转化的方法，是整体贯通的、及时随机的状态调整的医学方法。尽管其体系难以吸收数学、物理、化学等经典的简单科学知识，但是，新兴的控制论、信息论、黑箱理论、自组织理论、耗散结构理论、系统论等新兴的复杂性科学，都可以在中医学里找到共同语言，为其提供依据。

中医的科学性，可以从复杂性科学取得理论支撑，可以摆脱线性理论简单科学的考问，直奔未来科学的殿堂。

五、病灶不是构成，是生成

中医与西医分别抓住了不同的东西，西医看重病灶，把它当作"构成"来研究。中医依据生成论来辨识症候，认为所有异常结果，都是生成的结果，而不是原始构成因素。

症候与病灶分别反映疾病的侧面，症候包容病灶，而不是病灶决定症候表现。比如，冠心病的纤维帽，看似属于很明确的"白箱病灶"，但是它是否稳定，是否发生"冠脉事件"，不仅与病灶形态有关，而且与饮食、情绪、气候、劳倦、感染、血脂、血糖等都有关系，是一个随机发生的"黑箱控制"。

临床医生不能笼统地说什么药是治疗冠心病的，而只能说选择的药物是钙离子拮抗剂、血管紧张素转化酶抑制剂、某个受体阻滞剂、激动剂等，需要说出分子靶点的作用机制。也就是说，在具体治疗过程之中，病理解剖的"白箱病灶"已经太粗略了，病灶既不能精确地说明过去，也不能准确地预测未来，甚至不能精确地指导现在的治疗，因此说，"白箱病灶"诊断实际上只是一个笼统的黑箱。

中医的诊断尽管也是黑箱，但是经过转化，我们看到中医理论指导下的辨证论治正是紧紧抓住复杂微观变化的整体综合状态，而且通过反复实践的摸索概括，以中医理论贯穿起来的中药、针灸、按摩、拔罐等，都可以为帮助病人由疾病向健康转化服务，是理、法、方、药一气贯通的整体医学。它往往能够解决西医所解决不了的复杂病情，取得意想不到的临床疗效。

六、创新发展，提升中医地位

中医药在国家自主创新中的战略地位与作用，已经引起政府的高度重视，政府出台了一系列有利于中医发展的政策，中医有了彰显个性的保障。

工业文明的标志是机械化、自动化，因此，人们崇尚硬技术。

硬技术把西医包装起来，各种为了发现病灶、发现攻击靶点的设备富丽堂皇，让人目眩，看上去就很"科学"，而中医连一个听诊器、体温计也不用，让人觉得中医没有技术，因此也就不科学。

但是，请不要忘记，西医的设备虽然很堂皇而贵重，但是，它们只是为西医发现疾病服务的，是西医"认识疾病的成本"，不仅代价昂贵，也可能会带来损伤。这些检查结果，很难纳入中医的知识体系之中，只能做事后说明和参照，而不能做事前指导。因为，用事前指导西医诊疗的检查结果来指导中医诊治疾病，就可能使中医迷失方向，失去自我，失去功能。

比如，预防传染病流行的时候，大家都服汤药。有人问："你这汤药是根据什么开的？有何作用？"

有崇尚中医现代化的人说："我这中药汤液，可以提高免疫力，可以抗病毒。"这种解释目前很盛行，但是，经不住进一步考问："你抗的什么病毒？新出现的病毒？你以前治疗过吗？有数据吗？"

中医的有效性，即使有了临床资料的数据，还要进一步接受考问："你用什么抗病毒？为什么是复方，而不是一味药？为什么是一味药，而不是一种成分？为什么是天然的，而不是人工合成的？"如此一来，中医的方药之中似乎大多是不必要的药物，大有"搭车卖药""捆绑销售"的嫌疑。

中药提高免疫力，面临相同的或者更多的考问。按照还原论的方法，有效的应该只是一个化学分子，中药汤剂最好马上停止使用。因为，"临时组合的方剂"，既没有有效性的数据支持，也没有安全性的数据支持，更没有大规模循证试验的数据支持。"完全不合法"的结论，不用药检部门检查就可以"根据常识"进行认定。因此，反中医人士说"有充足理由告别中医中药"，取消中医中药。这都是用还原论方法衡量中医药得出来的必然结论，对中医发展是十分有害的。发展中医事业必须破除这种"技术壁垒"和"理论桎梏"。

七、中医生成论的精准是"状态控制"

中医不做仪器检查如何认识人体的健康与疾病状态？中医依据的是"认识论的反映论"，然后摸索总结出来一整套"整体识别系统"。

中医认为，在诊治过程之中，病人为本，医生是标。

人体生命是自生成的，并且"贵有自知之明"，每时每刻都在"自检、自测"，会形成判断，然后上升为概念，通过语言表述出来，这就是主诉，就是症候。

中医经过长期临床实践，总结出来一整套发现病人信息（症候）、接受病人信息（症候）的方法，就是依据中医理论的四诊，以及判定病人症候、处理病人症候、帮助病人消除症候的理论方法，这就是辨证论治的理法方药。它们就是中医的"软技术"。

中医历来看重四诊、辨证论治的理法方药。施行四诊的过程，也是运用中医理论的过程，一边诊察患者的信息，一边与既往的理论认识、医疗经验相参照，不断交流，重复验证，就能得出清晰、精准的判断。当然，这种清晰、精准的判断只能是寒热虚实的清晰、精准，而不是物理化学的清晰、精准。

中医靠着这种寒热虚实的清晰、精准，就能借鉴以往的理论经验，选择合适的方药，或者参用其他外治的综合治疗措施，帮助患者从不健康状态转向健康状态。

中医的四诊、辨证论治的软技术，运用成本低，而学习过程长、成本高，不是短时间可以熟练运用的。因此，有"久诊识证""久治知药"之说。面对同一个病人，老中医和新毕业的博士的诊治水平是不一样的。

中医学既有科学理论，也有诊疗技术，更有治病经验，三位一体，缺一不可。而且，虽然理论知识主要在学校里学习，但在临床运用这些理论知识的时候，往往还要进一步验证和更深入地学习。中医的理论与临床实践之间具有非常密切的联系，要不断地实践，认识，再实践，再认识，以至于无穷。其间的联系一旦割断，知识就不能深化，中医的"软技术"就会退化、僵化、异化，甚至消失。

现今，许多中医人过于迷信西医的硬技术，而逐渐放弃自己的软技术，已经退化为只知道清热解毒、活血化瘀、扶正祛邪（或叫抗病毒、提高免疫力）等几个简单的术语，既不能识证、辨证，更不能活法、巧治了，已经是异化（西化）的中医了。

中医学术的萎缩，导致治疗水平下降，与其应当达到和可能达到的水平之间，存在着很大的距离。因此，应该回归中医"原创思维"，坚持中医的自主意识，坚持按中医自身规律发展中医，而不是按人们的期待，或者按西医的要求、按物理化学的标准发展中医。因为，异化中医，只能导致中医的退化，而不会促进中医的发展，尽管有人称之为"现代化"。

八、"医随国运"告别文化自卑

中国知识分子一向以追求真理为己任，"朝闻道夕死可也"是一个光荣传统，"格物致知"，喜欢探索"所以然"的历史很悠久。但是，还原论方法盛行的时代，机械唯物主义世界观是唯一价值观的时代，是没有能力解释中医理论的时代。因此，人们在崇尚西方工业文明的时代，轻易地把中医理论判定为"玄虚之学"。所以，"五四"前后，一大批文化精英，尽管他们传统文化的底蕴很深厚，但是，他们起来反对自己的传统文化，中医学作为中华文化哺育的东方科学技术也被一起否决、抛弃。

国学随着鸦片战争的失利而遭受了质疑，1908年，留法青年"新世纪派"倡导废除汉字，国医也成了"东亚病夫"的替罪羊。国学、汉字、国医，是近代史上命运相连的"岁寒三友"，如今都迎来了复兴的"天时地利人和"。

梁启超、严复、傅斯年、陈独秀、鲁迅等，都有过反对中医的言论。知识分子反对中医，促使一般民众在思想上不认同中医，甚至远离中医，希望取消中医。这是发生在中国人趴着看世界的时候，当然，那个时代也是一部分外国人主张"华人与狗不得入内"的时代。

医随国运，在新兴科学观正在崛起的时期，有的人看不到科学观、技术观的变化，看不到中医有效性的背后蕴藏着丰厚的科学原理，依然按着狭隘的科学观、技术观看中医。因此，只能看到中医不科学、不进步。其实是他们不进步，思想仍然停留在"五四"时期，他们反中医的理由竟然还是"五四"时期的陈词滥调。这充分说明现代反中医人士思想上的贫瘠是何等严重。他们用错误的方法研究中医，用错误的方法评价中医，污损了中医的社会形象，侵害了中医的权益。他们的行为是非常错误，甚至是触犯法律的。

他们一贯推崇西方，而西方的医疗危机难以化解；欧美国家在不断引进中医药知识和技术，美国政府不断加大对中医药的研究力度，FDA 也正式认同中医药是具有完整体系的医学，而不是反中医人士所说的"土医""另类医学"。

70 年前，中国发起成立的世界卫生组织（WHO），是世界上先进医学的代表组织，其健康概念打上了深深的中国烙印。人们重视中医药在全球医疗保健之中的重要作用，几十年之前就建立了十几个"传统医学合作中心"，很多中心分布在我国。

全球 100 多个国家与中国政府签订有关合作开发中

医药的协议，中医药走向世界的势头很猛。国家五大发展理念，与中医完全一致；"一带一路"倡议，让中医药走向世界的步子更加坚定。在"健康中国""美丽中国"的发展梦之中，中医药具有不可替代的五大优势。

中医之所以代表医学未来发展的方向，是因为"生成"的生命有结构，因此，生成论可以包容构成论，状态可以包容形态，多元并存的治疗方法可以包容单一靶点的还原论方法。因此，中医与西医可以在"道"的层面融合，相互包容，成为完整的学术体系。因为，世界是一个整体，关于世界的学问也应该是一个整体，由于人的认识能力有缺陷，才分成了不同的学科（科学）。

展望未来，我们应该学习毛泽东《送瘟神》的诗篇，为百年、十年的反中医思潮献上一篇"纸船明烛照天烧"的祭文。

"传承自觉"助力"体系自立"

中医不断发展几千年，关键在于有传承。历史上中医的传承，兴衰相继，断断续续，高潮低谷连绵不绝，坎坷发展到如今，既有师徒相遇的偶然性，也存在着学术发展的必然性。

中医事业的振兴，离不开后继人才的培养。然而由于用西医模式管理中医，乡以下的中医传承日渐困难，三级卫生网中医网底出现了漏洞，造成了必须"进城看中医"的困难局面；用管理西药的方法管理中药，造成了中医制剂创新越来越难，城里的中医必须"以西养中""中医院不姓中"。这与宪法规定的发展传统医药不相符，也使中西医并重的方针难以实现。

回望历史，面对现实，如何实现中医传承的繁荣昌盛，这是一个大问题，也是保障"中医体系自立"必不可少的措施。

一、得其人不教，是谓失道

《黄帝内经》说："帝曰：余闻得其人不教，是谓失道，传非其人，漫泄天宝。余诚菲德，未足以受至道；然而众子哀其不终，愿夫子保于无穷，流于无极，余司其事，则而行之，奈何？岐伯曰：请遂言之也。《上经》曰：夫道者，上知天文，下知地理，中知人事，可以长久。此之谓也。"

轩辕黄帝的时代也需要医学救助，只是那时的知识积累和传播比现在困难得多，因此也就格外珍惜医学人才的选拔，他认为这是关系到"保于无穷，流于无极"的大事，既不能"得其人不教"，也不能"传非其人"。黄帝谦虚地说自己德能不足，不能作为恰当的传承人，但是自己有管理资源，可以领导、决定这件事的落实情况，用行政力量保障医学事业的昌盛不衰。

黄帝关于医学人才培养的大政方针不是空穴来风，在中医历代的传承过程之中得到了很好的验证。《史记·扁鹊仓公列传》关于扁鹊、仓公的记载，就说明了中医传承的过程。

扁鹊"少时为人舍长，舍客长桑君过，扁鹊独奇之，常谨遇之。长桑君亦知扁鹊非常人也。出入十余年，乃呼扁鹊私坐。"扁鹊是客舍的主管，他对神秘客人长桑君感到神奇，这没有什么意外。令人惊奇的是作为客人的长桑君，他认为"扁鹊非常人"，考察了十多年，才悄悄地把"禁方书"传授给他，这种慎重态度就是黄帝对岐伯所说的不"失道"。

仓公淳于意早年拜公孙光为师，深得其传；公孙光觉得淳于意人才难得，"必为国工"，就把他介绍给另一个高明的医家公乘阳庆，淳于意得到他的器重，使他的医学水平得到了极大的提升。

二、传非其人，漫泄天宝

在仓公淳于意的心目之中，公乘阳庆是一个非常高明的医学家。但是，公乘先生"家富，善为医，不肯为人治病"，而且告诫淳于意："慎毋令我子孙知若学我方也。"

如果公乘阳庆先生保守，他就不会轻易把医学知识传授给仓公，而应该传授给自己的子孙；如果说公乘阳庆不保守，那么他为什么不肯把医学知识传授给自己的子孙，而传授给一个没有血缘的人？这是很值得我们深思的。

假如公乘阳庆遇不见淳于意，他传承中医的方法就只有著书立说了。书籍是文明的载体，所谓"文明"，有文才明。隔代的读者，只要情思一致，就能心心相印。因此，《黄帝内经》多次提到要把医学的道理"著之玉版""藏之金匮"，或者放置于名山石室，储存于灵兰之屋。千年等一回，只要有缘人。

医学不是一个简单的知识积累，也不是一个谁乐意从事就可以做好的职业。医学关系到人的生死，不聪明善思成不了好医生，心中没有大爱只考虑钱财也不是学医的材料。把医学这种关系到人生命的宝贵知识传授给不合适的人，就低估了医学的社会价值，明珠投暗，会造成学术退化，学科的衰落，属于"漫泄天宝"。假如传给罔顾病人死活、一心想略钱财的人，就不是"漫泄天宝"的问题了，而是等于犯罪。

长桑君告诫扁鹊说："我有禁方，年老，欲传与公，公毋泄。"扁鹊曰："敬诺。"但是，扁鹊后来不仅收了几个徒弟，而且还有《黄帝内经》《黄帝外经》等著作流传下来，他难道是一个不守信用的人？如果这样理解就冤枉了扁鹊，也没理解"泄"真正含义。只有"传非其人"，才是"漫泄天宝"；见到了合适的人才，不传授就是"失道"。在不"失道"与非"泄天宝"的条件下，扁鹊授徒著述，开创了中医学术传承的先河。

扁鹊"有医无类"，无论病人贵贱贤愚，只要有缘，一概救治，但是他选择传授医学知识对象时很严格，绝对不是孔夫子开门办学那样的"有教无类"。扁鹊认为，嫉贤妒能的秦太医令李醯就不是传授对象，宁肯惹来杀身之祸也不能把医学的真谛传授给他。

三、现代中医，来自高考

兴办中医学院，开创了学历教育，这是中医与时俱进的体现。但是，很多学生高考之前对中医的知识基本不了解，或者只从"良药苦口"的经历接触过中医中药。高考分数出来之后，在家长和亲友的劝说之下，报考了中医院校。满堂灌的阴阳五行、藏象经络、四气五味、升降浮沉，使朝气蓬勃、对未来充满憧憬的青年学子，如堕五里雾中。

本来就没有思想准备，也谈不上对中医有多少感情，再加上老师说："中医就是这么朴素，古代科学不发达，技术落后，你们就凑合着听，慢慢熬着毕业就是了。"

学生看到有成就的教授都做动物实验，发表的论文全以 SCI 为时尚，问问方药为何能治病，得到的答案是等得到化学分析研究的结果再说。

好不容易研究生毕业，来到中医院工作，却只让在病房里写病历、抄方子，独立应诊需要等到晋升中级职称之后。

看到一起参加高考的其他同学，无论经商的还是做行政的，都事业有成，身居重要岗位，自己仍然没有把中医学明白。在严酷的现实生活里，中医的诊断都不算数，无论打官司还是写论文，都必须前缀一个西医的病名，动不动就要求大数据、随机双盲对照，有限的课题经费捉襟见肘还是幸运得来的机会，熬到六十才算中医成才。时代这样的要求，对于成长之中的中医人才，真是无可奈何，只能感叹自己没赶上好时光。

四、带着感情，才能学好

张仲景贵为长沙太守，他坐堂行医的初衷，是因为"感往昔之沦丧，伤夭横之莫救"，并且把扁鹊入虢之诊、望齐侯之色的高超才能，作为自己追求的目标。皇甫谧、孙思邈学习中医，研究方术，是因为自己有病，体质虚弱，出于切身利益的需要。葛洪、陶弘景学习中医，是因为崇尚得道成仙，又关心劳苦大众多有疾病困扰，因此著医方，研药物，都把"学以致用"作为原则。刘完素、张元素、李东垣、李时珍等，都怀揣着政治理想，不在朝廷之上就在医林之中，悬壶济世，普度众生，体现个人的人生价值，报效祖国养育之恩。

在战乱时期，民不聊生的时候，李东垣见到矢志医学的罗天益，他这个师父拿出钱来，让徒弟回家安置好妻子儿女之后再来学医。罗天益也是一个有血性的汉子，他不好意思要老师的钱财，来回推搡之中，李东垣动了肝气，他说："我把比钱重要得多的学问全都给你了，对此尚且不吝惜，何况这点小钱呢？你不要再推辞了。"东垣先生所期望的事情可想而知了。李东垣临终前，把一生所写的书稿清检、校勘，分卷装函，按类编排，摆列在书案上，嘱咐罗天益："这些书籍交给你，不是为了你罗天益和我李明之，而是为了天下后世人。希望你谨慎保存，千万不要让这些书湮没于世，要把它们推广使用。"东垣先生去世之后十七年，罗天益说老师的教诲好

曹东义传道解惑

像还在耳边回响。东垣先生得到所寄托的人了，师徒之间有一种心灵的默契。罗天益没有违背"传道"的承诺，从李东垣习医多年，得其精髓，后升为太医，著有《卫生宝鉴》二十四卷，整理李东垣的遗作，著成《东垣试效方》九卷传世。诚如元代文人砚坚《东垣老人传》所说："君之学，知所托矣！"

五、政策扶持，传承可保

中华人民共和国成立后，毛泽东和国家领导人纠正歧视中医的错误，确立了正确的中医政策，兴办中医学院，鼓励中医师带徒，在学校学习中医的学生，比照师范生的待遇，免收学费，给予生活补贴。

"把医疗卫生工作的重点放到农村去"的时候，培养了大批半农半医式的"赤脚医生"，他们扎根基层，治病救人，经验丰富，然而如今大多年事已高。1999年施行《执业医师法》的时候，说是"老人老办法，新人新办法"，旧证可以换新证。体制之内的医生，因为有旧证，所以可以幸运地换了新的医师证，乡以下的农村中医从来没有发过证，所以一夜之间无论行医多少年都成了无证行医者。由于他们很多人没有正规学历，也就没有参加执业医师考试的资格。从有证到无证，再从灰色无证行医到黑色非法行医，他们背负着沉重的压力。这样的人，尽管满身学问，但是由于没有合法身份，子女不会跟着学，也不可能有徒弟，中医在基层的传承出现了巨大的障碍。

乡村中医是历代中医创新的基地，那里最适合中医的简便诊疗。应该从保护原产地的高度保护民间中医，为四五十岁以上的乡间老中医配备传承人，给予民办教师那样的工资补贴，把中医的根留在民间，把三级卫生网的中医网底补牢。应该把中医的知识普及给中小学生，不应该让他们到了大学的时候一点也不知道中医的学术特色，从而让新入学的大学生学中医比学外语还困难。

承认中医对于人体、健康、疾病、诊疗、方药的合理合法性，不用西医西药的管理方法要求中医，让中医按照自身的规律发展，使其充满创新的愿望和能力。这样做即使不能产生规模化的工业产值，也可以为国家和民众节约很多血汗钱。中医属于低碳环保的学术体系，也是道术并重的国学，理应受到尊重，保障传承。

"时空共存"是藏象的核心价值

中医之所以是我国原创的医学体系，首先是因为它有很多独特的医学理论，比如"人与天地相关"的整体观念、"四诊合参"的诊断技术、"辨证论治"的治疗思想等，都是凝聚着古人哲学智慧的医学思想。

一、研究中医理论，从空间构成说不通

人体有结构，也有功能。西医从解剖器官开始研究人体，按照形态结构的特点去研究器官、细胞的功能，这是一个很重要的认识方法，但是这种研究侧重于形态的空间结构，对于同样属于"物质存在形式"的时间因素几乎没有考虑，所以就会遗失很多重要的元素，因此这种研究方法所得出的结论，往往是局限而片面的。但是，很长一段时间以来，人们把这种单纯重视形态、忽略时间状态的研究方法奉为圭臬，对于同时把握时空因素的研究方法加以排斥，得出了很多不正确的观点，突出地表现在对中医学术的不理解和排斥。比如证本质的

研究、脏腑本质的研究在这种观点的指导下，就难以取得符合中医本来面目的结论。

我认为，通过研究中医的藏象理论，可以看出中医认识人体的方法，也有助于阐明中医的脏腑本质。

二、时空整体生成，是中医的认识方法

人类的进步免不了渔猎生活，屠宰牲畜、熟食内脏也是古人的常识。因此，中医前辈对于人体肉质器官的认识，应该很早就已经明晰了。但是，他们没有从解剖的道路上前行，而是按照"藏象"的认识方法，构筑了独特的理论体系。

《素问·六节藏象论》首先从天地人的关系开始论述，讨论天地之气对人健康的影响，说："天食人以五气，地食人以五味。五气入鼻，藏于心肺，上使五色修明，音声能彰；五味入口，藏于肠胃，味有所藏，以养五气。气和而生，津液相成，神乃自生。"

天与地相比，天在上属阳，地在下属阴。天气的变化十分复杂，难于把握，但是可以通过草木万物的颜色变化来把握；地气的变化也很复杂，不容易把握，也可以通过草木万物的滋味来了解。

通过"五色"了解天气，通过"五味"了解地气。这里的"五"不是数目"五个"，而是"一分为五"，是对整体的概括，因此"五就是全部"，五色代表全部的颜色，五味代表全部的滋味。

因此，岐伯说："草生五色，五色之变，不可胜视；草生五味，五味之美，不可胜极。嗜欲不同，各有所通。"

三、色味分别入五脏，人与天地相关

天色随时而变，地味随时而异。《素问·五脏生成论》说："色味当五脏，白当肺辛，赤当心苦，青当肝酸，黄当脾甘，黑当肾咸。故白当皮，赤当脉，青当筋，黄当肉，黑当骨。"

五色、五味代表世间万物的属性，它们虽然纷繁复杂，但是并非杂乱无章，而且和人体联系十分密切，井然有序，有规律可循。五色入五脏，五味入五脏，其实质是人与万物相联系，天地万物是一个有序的整体。

四、天地万物的整体性，就是时空的有序性和整体性

单纯强调空间的有序性不行，只说时间的有序性也不正确，只有把时空结合起来表述，才能准确说明天地万物的有序性。

因此，黄帝问岐伯"藏象何如"的时候，岐伯的回答，不是从五脏的结构特点来论述，而是从每一脏与自身形体结构的关系、与神态功能的联系、与自然界的关系进行说明。他说："心者，生之本，神之变也，其华在面，其充在血脉，为阳中之太阳，通于夏气。肺者，气

之本，魄之处也，其华在毛，其充在皮，为阳中之太阴，通于秋气。肾者主蛰，封藏之本，精之处也，其华在发，其充在骨，为阴中之少阴，通于冬气。肝者，罢极之本，魂之居也，其华在爪，其充在筋，以生血气，其味酸，其色苍，此为阳中之少阳，通于春气。脾、胃、大肠、小肠、三焦、膀胱者，仓廪之本，营之居也，名曰器，能化糟粕，转味而入出者也，其华在唇四白，其充在肌，其味甘，其色黄，此至阴之类，通于土气。凡十一脏，取决于胆也。"

从岐伯的回答里，我们看出了中医的特色。但是，如果按照还原论、形态决定功能的观点来看，我们就会认为岐伯"顾左右而言他"，属于"文不对题"。因为从解剖和生理功能的角度，一提到"心"，首先看的是心的结构，再说心的功能，无论如何也不会和夏天的气候联系起来。

打开腹腔，人们看到的五脏，不用细看，一定不是五个颜色，也不会是五个温度、五个滋味，更不会是固定不变的"五个方位""五个声音""五个情绪"。

也就是说，按照解剖的方法，按照实际测量、观察的指标来看，中医的脏腑、藏象理论都是错误的，属于"人为安排"的虚假论述，经不起"实证检测"。但是，按照生成论的观点，世间万物皆生于无，随时空而有所不同。人是天地之间最有灵性的生命，人的出现和消亡，也是时空转化的结果。

曹东义传道解惑

五、"时空共存"，是生命的重要特征

《素问·宝命全形论》说："天覆地载，万物悉备，莫贵于人。人以天地之气生，四时之法成。"由天地构成的空间，由四时形成的时间，是世间万物存在的条件。只强调空间重要，或者只认为时间可贵，都不是全面的观点。

中医认为，五脏构成的三焦，凝结着时空双重元素，这与五方四季的布局一样，决定着人体气血阴阳的消长、收藏，也决定着人体与环境之间的物质、能量和信息的交流，升降出入，生生不息。因此，无论肝肾肉质器官的实际位置是在脾胃的上边，还是在脾胃的下边，或者在同一高度，都无实际指导诊疗的意义。在中医的理论体系里，肝肾永远处于下焦，脾胃必须在中焦，这样才能保证时空的有序，生命的升降出入正常运作。

六、三焦时空气化运行正常，人体的健康才有保障

人体时空运化失常，就会产生疾病。百病之生，既有空间的升降失调，也有时间的寒热差异。

阴阳寒热虚实表里的八纲辨证分类，既需要分清空间运行的滞碍，也需要辨明时序寒热的错位。当其位，得其时，无太过、不及，则属于正气，人体和谐无病。失其位，非其时，就是邪气，邪气存则正气损，人体就

偏离了健康。

七、"时空同调"，是中医治疗的特色

药物的四气五味，不是其在自然界被测量出来的物理量，而是对其进入人体之后发挥作用、时空总体趣向的概括。

药物寒热温凉、酸苦甘辛咸的性味，都凝结着时空的性质，具有驱动或帮助人体升降出入的作用。

天地之大，不外时空；人体虽小，也一时空。

人体与天地万物相联系，各种联系尽管纷繁复杂，但是不外乎"时空"对应"时空"，也就是每个主体的人，以生命的整体，对应着天地万物的整体。

人对万物的认识，必须通过眼观五色，口尝五味，手摸体感寒热温凉。中医把复杂的事情概括起来，"大道从简"，提纲挈领，把这些认识在实践之中反复印证，逐渐得出减毒增效的理性知识，成为代代相传的药性理论。

总之，"时空共存"是由"天人相应"的整体观念衍生而来，也是中医藏象学说的核心价值，它关系到中医对于人体和疾病的认识，也是指导中医诊疗的基本理念，值得大家重视。

中医凭什么站得高，看得远

中医是道术并重的国学，低碳环保的国医。它之所以能做到这一点，与它所依赖的传统文化有关。传统文化的精华，是古人看待世界的方法论、世界观。有了大视野，才能有大智慧。

一、"生成论"是东方科学的主旨

我们生活的地球，是一个开天辟地自然生成的过程。老子认为，在天地还没有形成的时候，是一团"混成"的物质存在，很难准确命名，就勉强取个代号："强字之曰'道'；强为之名曰'大'。"他说："道生一，一生二，二生三，三生万物。"在老子的眼里，万物都是生成的，是天地自然生成的，属于无为而无不为。"生而不有，为而不恃"天道无为，人道有为，共同成就了美好的大千世界。

《周易·系辞》说："天地变化，圣人效之。天垂象，见吉凶，圣人象之。河出图，洛出书，圣人则之。

易有四象，所以示也。"

在人类睁眼看世界的时候，天地之间已经万物纷呈了。那么，这万物是如何来的？它们之间是互不相干的，还是互相联系井然有序的？这些问题曾经深刻地困扰了爱思考的古人。解开这些问题的过程，就是人类文明逐渐形成、不断发展的历史进程。

根据古老的传说，黄河有龙马背负着一幅图画，献给圣人伏羲；洛水有一个神龟，献了一部无字神书给大禹。伏羲根据河图，演绎出八卦，而大禹根据洛书演绎了《洪范·九畴》，五行学说因此而流行。

河图、洛书说起来很神秘，其实就是一至十的十个数字排列成的图画，原图没有文字解说，但是富有深刻含义，历代研究者很多。我认为，作为文化源头的河图、洛书，尽管微言大义很多，但是其中最主要的是整体生成论的思想，是时空整体观的哲学。

河图的五组数字，代表五方，也代表五行，即北方一六水，南方二七火，东方三八木，西方四九金，中央五十土，这只是表面的意义，更深刻的含义是天地相关、生成万物、富含阴阳、构建人与自然和谐的整体联系。

十个自然数，之所以有如此丰富的思想，首先是古人在整体观的指导下看世界，把数字放在天地之间的大背景之下看问题，赋予十个自然数天地阴阳的含义。有如此高的视点，才会有如此高的概括力。

《周易·系辞》说："天一地二，天三地四，天五地六，天七地八，天九地十。天数五，地数五，五位相得而各有合。天数二十有五，地数三十，凡天地之数，五十有五，此所以成变化而行鬼神也。"

奇数一三五七九属阳，上配天，它们的总和是二十五；偶数二四六八十属阴，下配地，它们的总和是三十。

天地之间的万物，尽管外在形象千差万别，但是它们都是可以衡量的，也就是由各种数据规定而成的。衡量的精确度不一样，数字也有繁简不同，精细分析可以达到"海量数据"，难于把握，也难以调控。因此，古人把数转化为象，通过研究象来概括数、代表数。

象变数就一定变了；而数变，象未必变。

比如一个人，他的外貌是象，变化比较慢，而他体内的细胞，每时每刻都在进行着各种代谢，各种分子、原子、电子不停变化，统计起来很不容易，数量极为巨大。我们去找这个人的时候，不是根据他体内的数据，而是根据他外在的容貌，这就是化复杂为简约的大智慧。

这个大智慧，古人称之为"象数"之学。

二、象数是个大智慧

数变到一定程度，才会发生象变。比如白天是象，黑夜也是象，白天和黑夜不一样，白天属阳，夜晚属阴。由白天变成黑夜，古人称之为"阴阳象"的变化，这个变化是时间数值的积累，可以用铜壶滴漏来计算，也可以用上午下午来说明。当然，时间的单位，可以是昼夜，也可以是时辰，也可以是春秋、是光年，无论哪一种计算单位，都有基本一致的象。

象是对数的概括，就好像线段是点的概括一样。

《尚书·洪范》是一篇记载天地大规则的历史文献，周武王请教商朝贤能的遗老箕子，询问商朝为何灭亡。箕子不愿直接批评商朝，就说了一个故事。他说，尧舜派遣鲧治理洪水，他只知道水来土挡（土克水），用堵塞的方法，胡乱处理了水、火、木、金、土五行的关系（"汩陈五行"）。上天知道之后，非常震怒，就不赐给鲧"九畴"大法。后来，鲧被舜流放而死，他的儿子大禹继承父亲的事业，用疏导的方法，开九河，除水患。上天很高兴，就把"九畴"大法赐给了大禹，治国的常理因此定了下来。

所谓"九畴"，具体地说就是"初一曰五行，次二曰敬用五事，次三曰农用八政，次四曰协用五纪，次五曰建用皇极，次六曰乂用三德，次七曰明用稽疑，次八曰念用庶征，次九曰向用五福，威用六极。"

九畴或许与"洛书"有一定关系，我们先看《尚书·洪范》对于五行的描述："一曰水，二曰火，三曰木，四曰金，五曰土。水曰润下，火曰炎上，木曰曲直，金曰从革，土爰稼穑。润下作咸，炎上作苦，曲直作酸，从革作辛，稼穑作甘。"

提到五行的时候，离不开金木水火土，古人称之为"五材"，但是五行主要是说"五材"之间的关系，上升到哲学的高度，就是万物之间的复杂联系。

《尚书》所说五行的次序，既不是相生的规律，也不是相克的关系。

那么，《尚书·洪范》提到五行时，为何要用一二三四五来限定其次序呢？这有道理吗？其中的确有着深奥的道理。它是为了阐明"天地如何生万物"的原理，只是本篇没有出现解释性的文字。

三、天地和谐生万物

阐发"天地如何生万物"的论述，出现在《尚书大传·五行传》里："天一生水，地二生火，天三生木，地四生金。地六成水，天七成火，地八成木，天九成金，天五生土。"

这段论述与"河图"对于十个自然数的排列相一致。

天之数，一三五七九；地之数，二四六八十。

天生的东西，地来成；地生的东西，天来成。

天地之间密切配合，首先生成水火木金土，被人们称为五材。五材可以作为归类万物的标准，它们之间的生、克、乘、侮有序的关系，可以说明万物之间的和谐有序关系。

四、五行学说是"生成论"的典型模版

"生数"一二三四五居于内圈，"成数"六七八九（十）居于外圈。

这就意味着，万物的"生"，在于内部因素；而万物的"成"，则在于外部的条件。

比如，鱼能不能"生"，在于鱼的生命力如何；鱼能不能"成长"，则需要水的环境因素促成。植物生不生，根本原因在自身，长成长不成，则在于周围环境条件允许与不允许。古人常说，谋事在人，成事在天，也有这个道理。

五、生在于内因，成在于外因

生数小，而成数大。这说明万物的生长，都是由小到大的过程。

所有的"成数"，都是"生数"加上五，而五是土的生数。

水的生数是一，加上五之后的成数就是六；火的生数是二，加上五之后的成数就是七；木的生数是三，加上五之后的成数是八；金的生数是四，加上五之后的成数是九。

总之，水火木金的生数，都必须加上五才能变为成数，五是土的生数，居中央，而水火木金，分别居于四方。因此可以说，水火木金非土气不成，离不开中央的土，离开土气就不能成。

土以厚德养四方，成四方。后土之德，至为深厚，这就是坤元的大德。

中医认为脾属土，常以四时养四脏。因此，脾主中

曹东义传道解惑

央，可以主时，也可以不主时。因此《黄帝内经》之中，有的篇章说脾主长夏，有的篇章说脾不主时，而寄旺于四季。

天一生水，地六成之。水从天上来，当然不是与地无关，而是追本溯源，天上的雨水来自地上水分的蒸发，因此才会有"地气上为云"，积云而成雨。

"地二生火，天七成之"是说地上的火，都来自阳光照射使植物茁壮成长，才能积薪为火。

"天三生木，地八成之"是说植物的成长，既要靠阳光照射，也要靠土壤的养分补充，才能木茂林美、物产丰富。

"地四生金，天九成之"是说从矿石里冶炼金属，必须用火加温，而火就是植物燃烧形成的，植物是太阳光照积累的结果。

天五生土，按说应该有"地十成之"，但是《尚书大传·五行传》没有说，这就是"隐而不言"。世界上有"显性"的东西，也有"隐性"的物质，因此才会"有无相生"。"显"与"隐"，"有为"与"无为"的关系，古人对此很有研究，而现代物理学也发现世界上的"明物质"只占百分之几，绝大多数物质都属于"暗物质"。

六、天道无为，故用隐；人道有为，所以用显

"河图"之中，有天道，有地道，也有人道。人道隐

于"天地之道"之后，难以被人们察知。因为，水火木金土似乎都是自然物质的抽象，而没有人文痕迹。其实，这是表面现象。

所谓"自然界没有金"，是说自然界没有天然存在的、可以供人们直接利用的金属。金属从矿石里提炼出来，不是自然的力量，不是山火烧出来的，而是人们有意识的劳动成果。在石器时代的早期，世界上就没有可以利用的金属。在石器时代的后期，人们冶炼出金属铜，后来出现了铁，逐渐有了合金，才一步一步走向现代文明。

七、五行是人与自然和谐的哲学基础

五行学说之中，关于金的生克关系，都是古人对于金属文明成果的认识，以及人类与自然界关系的哲学表述，也是人类和自然和谐发展的历史记录，更是人类劳动的过程描述。

"土生金"，就是古人把矿石里的金属冶炼出来，供人们利用。这是一种早期的劳动，无论是偶然的"土生金"，还是大量有意开采之后的"土生金"，都是人类劳动的过程，而且往往是社会化的劳动，一个人很难做到"土生金"。

仅仅知道了"土生金"，还是远远不够的。因为，如果不掌握"火克金"的可控技术，土生出来的金就是"废金"，既不能吃，也不能用。只有掌握了"火克金"

曹东义传道解惑

的技术，才可以打制工具，然后才能提高人对自然改造的效率，也才有可能借助工具发展生产力。没有金属工具，就难以制造舟车，也不可想象建造宽敞的大殿、高屋，也难以穿地掘井引来水源。

"火克金"的过程，与"土生金"一样，也是人类劳动的过程，并且经常是互相配合的劳动。"火克金"就是为了打制工具，提高生产力。有了"火克金"制造出来的工具，就可以"金生水"了。

八、金生水，给了人类自由

"金生水"不是金属冶炼变成液态，而是在没有水的地方，通过金属工具挖井修渠，变（生）出水来。这也是解放人类，让人们自由生活的开始。

在不知道"金生水"之前，人类只能生活在水边，不能远离水源。沿水而居，很难建成一个较大的城市。只有金属工具挖井成功了并被普遍推广开来的时候，人类才可以远离水源地，放心地修筑城邦，因为"金生水"保障了人们无论在哪里，只要有"金生水"的深井，就可以发展"市井文明"。由此可见，"金生水"的过程，也是人类劳动的过程，并且多数情况下，也需要集体配合，社会化劳动才能"金生水"。

"金克木"的过程，就是劳动收割过程，或者是制造舟车、修房建屋的过程，"金曰从革"正好反映了这一事实，这个过程之中也会有很多人一起参与。假如没有人参与，即使是电动的金属工具，也难以"金克木"。

由此可见，"河图"所反映的五行，其中有天地，也有人文；有生成论，也有四方、四时、五色、五味、五音、邪正等，可以不断引申的丰富内容，反映了天地可以生万物以及天地如何生万物的道理。

九、中医依靠"生成论"

中医与西医有很多不同，其中最主要的差别是其世界观与方法论的不同。

西医是从构成论出发，本着结构决定功能来研究人体的生理、病理以及治疗的问题。中医则依靠生成论来看待世界和人体，由此形成了中医的特色。

人是从哪里来的？《素问·宝命全形论》说："天覆地载，万物悉备，莫贵于人。人以天地之气生，四时之法成。"人尽管是天地之间最贵的，但是也是万物之一。

中医认为，人体内的脏腑，不仅包含天生地成的"空间因素"，而且还有春夏秋冬四季的"时间因素"。

十、空间因素是指上下左右，东西南北

中医认为心肺居上焦，脾胃居中焦，肝肾在下焦，它们之间的气机循环有升有降，有出有入，实现动态和谐。

五脏分别配属五方，五方对应四季的不同气候，所以是时空的整体。

《周易·系辞》说："法象莫大乎天地；变通莫大乎四时；悬象著明莫大乎日月。"取类比象不仅是中医学的常用方法，也是古人研究世界的基本方法。

《素问·金匮真言论》就把五方、五色、五味、五音等与五脏联系在一起，说肝其数八，心其数七，脾其数五，肺其数九，肾其数六，把心肝肺肾四脏用"成数"来表示，脾脏用"生数"来记述，这也就是"脾土常以四时养四脏"理论的渊源，也是"脾为后天之本"学说的理论根据。这是对"河图"生成之数的运用。

关于人体是生成的观点，最有代表性的是《素问·五脏生成篇》，这一篇直接点明了五脏是生成的，五脏的结构由生成因素决定。在这一篇里，《黄帝内经》作者强调四肢百骸、气血筋脉、腧穴与五脏的统属关系，五脏之间的制约关系，以及自然界五味、五味与五脏的关系，并将这些理论与诊治疾病密切联系起来，称之为"诊病之始，五决为纪。欲知其始，先建其母"。中医利用五行生克关系，与"河图"反映的生成论，体现出学术特色的一致性。

十一、温热凉寒，可以换算成春夏秋冬的时间

中医诊治疾病，经常用温热寒凉来表示，这是对四季气候的概括，也可以是五方的概括，同时也可以代表不同疾病的属性、不同药物的作用特点。因此，寒热温凉，既可以代表时间，也可以表示空间，并且是时空一

体的整体。

《素问·五运行大论》说："夫变化之用，天垂象，地成形，七曜纬虚，五行丽地。地者，所以载生成之形类也。"天覆地载，互相配合，生成万物，繁荣纷呈，有序稳态发展，展现出生机勃勃的大千世界。

生成论的一个显著特征，就是回答了天地生成万物之后，是削弱了世界的整体性，还是加强了宇宙的整体性；世间万物是完全无序的混乱状态，还是非常有序的整体状态。

显然，古人强调的是世间万物不是各自独立、互不相干的混乱结构，而是互相影响、彼此相关的有序状态。这个有序的互相依存、互相影响的关系，上升到哲学的高度，就是五行学说。

十二、整体时空观，贯穿于中医的每个角落

中医认为，人体四肢百骸、三百六十四穴，它们不是各自为政、互不相干的，而是处于整体和谐的状态，牵一发而动全身。人体各个结构的分化，不是为了削弱人的整体性，而是为了加强人的整体性。

人的精神与形体是不可分离的，因此，中医在构建脏腑学说的时候，就把人的精神状态与五脏紧密结合在了一起，称之为"五神脏"。我们说，某个人脾气好，某个人肝火旺，或者某个人心眼好，某个人有魄力，这都是根据中医"五神脏"学说得出来的。中医说，心主神

曹东义传道解惑

明，七情六欲都与五脏有关系，以五脏为核心。"五神脏"学说也是为了把整体时空观贯彻到底，是为了治疗的时候兼顾人的精神，把形神一体、整体时空观贯彻到始终。

按照中医的思想来认识，凡是人体之内的结构，即使是一个细胞、一种化学成分，也必须服从整体的利益，否则就是癌细胞，或者就是有害的毒物。

中医研究人体，不是从现有结构出发研究其功能，而是从生成论的角度探索何以生、何以成。鱼活不了，可能是水的原因；树长不好，要看看环境因素，而不是仅仅从鱼和树的内部找结构的原因。

当然，生成的物质有结构，各种功能也与结构密切相关，考察它们之间的关系都必须在整体生成论的指导下来进行。

生成论可以包容构成论，生成是一个自然过程，构成只是某一时空的暂时情况。一旦时空转化，结构也就变化了，生成了另外一个结构。我们每个人，每时每刻都在进行结构的更新变化，各种细胞、组织结构的更新代谢都是瞬息万变的，想重复某一结构不变是不可能的。"神转不回，回则不转"，升降出入不可停止，一旦停下来生命就会完结。

按照生成论与构成论的区别，可以找出中西医之间的明显不同。彰显个性，发展中医事业，应该重视对生成论与构成论的研究。

十三、中医药治疗措施属于环保型

中医药的大智慧，主要体现在世界观和方法论上。

既然中医属于时空整体观，那么，它一定是可持续的发展观。在疾病的诊治过程之中，也就必须贯彻这个观念。因此，中医药的治疗主要是辅助人体自组织能力的提高，恢复人体的正气，帮助人体把失去和谐的脏腑功能重新调整好，做到有序和稳态。

这就是以病人为本，以医生为标，医生通过病人的自组织能力而起作用。病人的自组织能力，可以由许多因素来调动。所谓活法巧治，四两拨千斤，都是利用外在条件巧妙调动人体积极性的治疗方法。

情绪调节、饮食纠偏、运动养生、房事防损、药物保健、针灸按摩、经络导引、气功锻炼等许多措施，既是治病的方法，也是预防保健的积极措施。

现代医学虽然也重视"未病先防"，但是，面对高血压、高血脂、高血糖的"三高人群"，推荐的都是（长期）服用化学药品，这些化学药品都是大自然不存在的人工合成品，既需要大量的人力物力，也会浪费资源、污染环境，"终身服药"必然造成化学物质的蓄积，甚至产生毒副作用。

我们环境里的空气污染、水源污染、食品污染等，都是"现代工业化"制造出来的，而中医学的养生保健，无论是饮食养生、四季顺时养生、运动养生、养精神、

曹东义传道解惑

养形体，以及针灸、按摩、拔罐、刮痧，都是环保型的措施。中医的丸散膏丹，在中医师的手里，大多数也符合绿色环保的要求。

千年医学万年药的中医学，不是不进步，而是具有非常好的普适性；它非常容易被广大群众接受，它的理念很容易变成人们的自觉行动。因此，在提倡绿色环保的医疗行为的时候，可以大力借鉴中医药的作用。

"理论自信"促进"疗效自强"

中医在近代的衰落，虽然原因很多，难以一一细说，但是"理论不自信"占有突出地位，这在中医遇见西医之后表现得极为显著。复兴中医需要理论自信、疗效自强、传承自觉、体系自立，这四者互相关联，彼此影响，其中理论自信是最关键的。没有理论自信，就难以有疗效自强，中医人也不容易做到传承自觉，中西医并重的体系自立也难以落到实处。

2015年3月9日，《中国中医药报》刊登了第二届国医大师李士懋教授关于中医传承发扬的文章，其核心内容是中医理论如何传承，并且提出了各种科研必须以提高临床疗效为目的，否则无论冠以何种名目都不属于对中医学术的传承与发扬。这一观点非常重要，值得大家深入反思，我的文章也可算是一篇学习体会。

一、"理论自信"是历代追求

中医的理论奠基著作《黄帝内经》，以黄帝和岐伯的

曹东义传道解惑

问答，旁征博引天文地理、兵家农学、阴阳五行等知识，讨论了十分丰富的理论问题。《难经》作者围绕脉学、脏腑经络、临床诊治等，旁通问难，反复讨论，不懈追求。

《汉书·艺文志》把医学分成医经、经方等不同流派，并概括说："医经者，原人血脉经落骨髓阴阳表里，以起百病之本，死生之分，而用度箴石汤火所施，调百药齐和之所宜。至齐之得，犹慈石取铁，以物相使。拙者失理，以愈为剧，以生为死。"医经家对理论自信的追求是很明确的，失去了理论的指导，就无法判断病情，举手动口皆错，不仅临床疗效不能提高，甚至会成为杀人不用刀的庸医。

"经方者，本草石之寒温，量疾病之浅深；假药味之滋，因气感之宜；辨五苦六辛，致水火之齐，以通闭解结，反之于平。及失其宜者，以热益热，以寒增寒，精气内伤，不见于外，是所独失也。"经方家以传承有效方药为宗旨，但是要想用好方剂，不精通药性理论，不知道疾病的寒热虚实，也达不到理想的结果，甚至会适得其反，造成失治误治。因此，《汉书》的作者讥讽："有病不治，常得中医。"

由此可见，医经、经方两派共同的特点是必须通过理论精通才能达到疗效自强。

张仲景面对伤寒病流行、死亡率很高的局面，"勤求古训，博采众方"，有过艰难的探索。国医大师邓铁涛先生说他用医经家的理论研究经方家的经验，才撰成了千古名著《伤寒杂病论》。

金元医学代表人物、温病四大家，都是理论创新的典范，也是成就卓著的医学人物。

二、面对冲击失去"理论自信"

当中医遇见西医的时候，很自然地形成了鲜明对照，两者对于人体结构、健康模式、疾病标准、诊疗思想的认识都有明显的不同，应该是各成体系、互补短长、相得益彰。但是，回看历史过程却不是这样。

首先，在北京行医40年的王清任于1830年出版了《医林改错》一书，这本书对中医界的震撼，不亚于《天演论》在中国近代的影响。只是前者发表的时候，中医界阵容完整，名医、名药、好疗效还都"名不虚传"；后者发表的时候，华夏大地已经千孔百疮，几乎走向全面崩溃的边沿。

按照西医解剖的标准，中医的脏腑经络学说立刻受到质疑，"医虚""药虚""废止旧医以扫清医药之障碍"的"医学革命论"，从舆论旋风，逐渐到政府提案，再到文化学者把中医骂成"有意无意的骗子"，阴阳五行受到前所未有的围攻，脏腑经络、辨证施治、方药组合、临床疗效都成了被怀疑、被批判的对象。

中医在周围一片怀疑声中，其社会地位动摇了，中医行业不再是社会精英"不在朝廷之上就在医林之中"的首要选择了，学术逐渐萎缩，阵地逐渐缩小，一壶汤

曹东义传道解惑

药似乎可有可无，大有逐渐淡出人们视野的趋势。

三、理论"装聋作哑"造成学术萎缩

有攻击中医的人说，中医历来不明脏腑解剖，没有病理、药理，说不清人们患的是什么病，"缺乏谈论人的资格"，应该废止，或者逐渐告别中医药。

在日渐精细的"破碎化"人体研究面前，中医的话语权越来越小。在疾病模式的物理化学诊断之下，中医几乎成了聋人盲人，既无法发现疾病目标，也不能评价治疗效果如何，一下子就变成了二级以下的"补充学科"。

自立已不能，如何谈卓然？聋瞽虽有精艺，如何吸引青年？

中医的"聋瞽状态"是被抹黑的结果，而不是其自身的特点。看世界可以用望远镜，也可以用显微镜，但是，不能说用肉眼看到的世界是错误的。用英语，用汉语，都可以发表对人体的认识，不能因为"气""阴阳""五行"无法用英文准确翻译，就说它们都是"伪科学"。

中医看不见西医说的病，这不要紧，因为它与中医诊疗关系不大；中医有自己关于疾病的标准，并且可以反复验证，也可以互相交流、世代传承。

中医说的病，不是仪器的报告，不是纸上打印出来的数据，而是病人可以感知、医生能够判断的异常情况，

也就是病人求助医生时的痛苦。它可以是症状，也可以是体征，还可以是医生概括出来的某种概念。前两者好理解，后者稍微复杂一点，可用疾病性质、阶段来概括病名，比如热病、伤寒病、温病、太阳病、少阴病等；也可用疾病特点、有效方药来概括，比如狐惑病、百合病等。

中医关于疾病的命名，既有确凿的证据，也指导临床诊治，是不容轻易否定的。即使属于症状的病名，比如咳嗽、头晕，腹泻等，不管它在西医那里怎样"精细诊断"疾病，只要中医在诊治的过程之中，抓住这些症状，消除了这些症状，就属于医学行为，是有效的治疗，是有利于患者恢复健康、维护健康的有力措施，应该坚持、尊重这些医学行为，而不应该笼统地斥之为"粗浅""不准确""不标准""不科学"。让中医"精确""标准"的初衷，也许是为了"科学化"，但是其结果是让中医无所适从，自认为属于聋人盲人。必须按西医的"科学标准"去"邯郸学步"，不仅没有把中医"科学化"了，而且造成了中医学术的不断萎缩，自立已不能，"卓然迈大步"就更困难了。

四、"理论自信"来自知己知彼

中医做到理论自信，不是"夜郎自大"，而是应该知己知彼。所谓知己，就是要精通中医理论，知道中医的特色优势所在，了解历代中医发展的脉络和原因，恰如邓铁涛先生所说"只有根基牢固，才能千年不倒"。

在目前的条件下，要做到深入了解中医自身的理论特点并不容易，因为中医尚未被科学共同体接纳。《孟子·滕文公下》说："一齐人傅之，众楚人咻之，虽日挞而求齐也，不可得矣。"李士懋先生说过："别人都在裹小脚，你不裹小脚，嫁得出去吗？"

其实，西医很多学说只是学说，并没有在临床上认真执行。比如，抗生素的使用，最合理的方法应该是首先找出致病的微生物，培养之后做药敏试验，据此选择最恰当的品种。但是，目前全世界都不实行这个最合理的方法，这是因为临床情况很复杂，体内的状态远不是体外实验所能模拟的。感染的因素也绝对不是微生物一种，机体的抗病能力长期被低估了。

内科慢性病能说清楚物理化学因素的很少，一人多病，一病多因，依靠单一化学药物进行替代、对抗，虽然可以有一定效果，可以控制病情的急性发作，但是，要想去掉这些慢性病就困难了，很多病被判为需要终身服药，而且要服很多种药，其相互之间的关系颇不容易说清楚。

精细体检的结果，使那些年龄稍大的人都有不同的疾病，严重地加大了看病难看病贵。那些降血脂、降血糖、降血压的化学合成药，既是大自然不存在的人造物质，也是人体的异物，生产的时候污染环境，吃进去污染身体，终身服药，弊端很多。

疾病医学，属于靶点医学，没有诊断就不能进行治疗。因此，疾病医学本身是排斥治未病的学术体系，远远没有辨证论治的思想先进，更没有养生保健的具体措施。中医药养生保健，让人远离极限运动，保卫健康，防患于未然；在身体稍有不适的亚健康阶段就可以调畅气血，纠正亚健康；在患病之后，通过调控状态，影响形态，从而扶正祛邪，帮助人体恢复健康。

因此，中医是全方位维护健康的医学体系，它使用的治疗方法，无论是药物的还是非药物的措施，多是环境友好型、低碳环保型的。刘延东说中医药具有五大资源优势，这个评价是中医达到理论自信的正能量。

我想，假如王清任先生活到现在，看到了如今中医界的状况，他一定不会再捶胸顿足地主张"医林改错"了，因为他的很多有效方剂与精细解剖学没有多少关系，也没有得到定性定量化学分析的有力支撑，其组方原理与中医传统理论有着深刻的渊源。他一定会大声疾呼，重视气血理论，把血府逐瘀汤、补阳还五汤的临床运用经验总结出来，奉献给广大中医，以提高临床疗效。

中医是"环保国医"

在人们的心目中，中医药充满一种神奇的魅力：植根于五千年之前，至今仍然枝繁叶茂、果实累累。人们不禁要问：在近代欧洲文明强势东扩的时候，传统学问纷纷谢幕退出历史舞台，为什么中医学能够历尽坎坷，推而不倒、斗而不败，卓然挺立在东方的天空之下？

在改革开放之前，国家大力学习、引进西方科学技术，而中医学却能够招来五洲学子，并且以原创科技体系的面目走出国门，奔向世界，以丰富的果实哺育众多的生灵。

中医药学是大家既熟悉又陌生的一个领域。说它熟悉，是因为它一直在我们身边；说它陌生，是因为当代科学技术还无法完全揭秘中医药的科学性。

中医药是我们心目中"永远的大道国医"，是"环保国医"，因为中医是依赖环境的"生成论"医学。

一、世界是整体生成的

从母系社会女娲"炼五色石补天"的故事开始，中国就萌生了人与天地相应的概念，闪现出"阴可以补阳"的思想火花。父系社会的伏羲，他不仅告诉后人有关龙的传说，而且观天象，察地理，画八卦，说阴阳，《易经》的哲学由此奠基。神农尝百草，人类开始认识药物；黄帝坐明堂，医学理论逐渐成熟。

古人总结说："生生之为易。"易经的道理就是为了阐明世界万物生生不息的大道理。"易有太极，是生两仪，两仪生四象，四象生八卦，八卦定吉凶，吉凶生大业。"开天辟地之后，万物都生长于天地之间，所以又说："天地之大德曰生。"

《老子》说："道生一，一生二，二生三，三生万物"，这也与易经所说的天地起源，生成万物的道理一样，也是"生成论"的认识论。有人说，老子说的"道生一"是唯心主义，其实这是一个误解。"道"是老子对天地未分之前的总概括，道是天地形成之前的一种状态，是"混沌"。所以老子说："有物混成，先天地生。寂兮寥兮，独立不改，周行而不殆，可以为天下母。吾不知其名，字之曰道，强为之名曰大。大曰逝，逝曰远，远曰反。故道大、天大、地大、人亦大。域中有四大，而人居其一焉。人法地，地法天，天法道，道法自然。"

天地是自然生成的，也是整体生成的；人体也是自然生成的、整体生成的，研究人的生命规律，就必须遵循"大道"。中医术体现"大道"的作用，因此，中医学是"道术并重的国学"。

人为什么要取法于地？因为大地生万物，养育全球的生命，也养育人类，所以要"人法地"。

《黄帝内经》说："人以天地之气生，四时之法成"，又说"天地合气，命之曰人"。可见，人的生长壮老已，一刻也离不开天地之气、天地之间万物的养育。所以，人依赖环境，没有环境提供的有利条件，人就无法生存。

"生成论"就像农民种地，花农养花，渔民养鱼，中医看病，都必须改善生物的环境，以利于生存发展、壮大。

古人说："君子务本，本立而道生。""本"这个字，其本意指的就是植物的根，"树再高也不能绝了根本"，因此，只有改善环境、强壮根本，才能"可持续发展"。人类社会的本，就是人体本身，是"以人为本"。每个人的本，就是健康长寿，在这个基础上才能充分实现人的各种追求。中医主张"治未病"，在养生保健、治病防病、保障人体健康长寿方面，有独特的认识与实践，积累了丰富的经验，有很多切实可行、行之有效的方法，因为中医学对这些问题已经反复摸索、研究了几千年。

二、千年医学也是逐渐生成的

中华民族五千年的文明史，装不下中医药的全部内容。因为人类祖先在中华大地上留下的足迹已经有一百多万年，疾病的历史也一样长久，人类与疾病斗争的历史也绝对不会只限于五千年。

到春秋末期，医缓、医和、扁鹊等医学大家摆脱了巫术的束缚，把中医学建立在科学的基础之上。当然，这个科学与今天的分析、还原科学不同，是以整体观察、系统分析为主体的科学形态，其中充满了唯物、辨证、系统观的大智慧，是东方华夏民族贡献给人类的宝贵财富。精气、阴阳、五行、藏象、经络、血脉、营卫是中医学的语言表现形式，辨证论治是其主要观念，汤方、按摩、针灸、导引、拔罐、穴贴、膏方等是其实用技术。

汉末，华佗的外科手术非常高明，尽管他有先进的中药麻醉方法，但是由于手术创伤令人畏惧，因此，逐渐淡出了人们的视野。张仲景《伤寒杂病论》创立的辨证论治体系，不仅可以解救传染病造成的流行性危害，而且很多需要外科手术治疗的疾病，也可以通过非手术的中药汤剂加以解决。所以，华佗的麻沸散失传了，他的手术刀也生锈了，形成了中医治疗外科疾病，也善于用内服药治疗的特色。

魏晋之际，王叔和的《脉经》、皇甫谧的《针灸甲乙经》、葛洪的《备急肘后方》，南北朝陶弘景的《神农本草经集注》，隋代巢元方的《诸病源候论》，唐代孙思邈的《千金方》、王涛的《外台秘要》、苏敬的《新修本草》等，都是当时创新的杰作。宋代官府组织校正、印刷大批医学著作，制定《和剂局方》，传播中医学术，都是古时的盛事。

中医在追求养生保健炼丹的时候，发明了炸药，开创世界化学研究的先河。

金元时期，中医开创了学术争鸣的繁荣局面。刘河间倡导要用寒凉的药物治疗伤寒病，使张仲景以来治疗传染病的学术有了新发展；张元素、李东垣、王好古、罗天益等人，把治疗内科虚损杂病的学术系统化，号称易水学派，其影响从明清两朝直到今天，一直被中医界津津乐道。

明代吴又可面对瘟疫流行，深入研究，不断创新，在他的著作《瘟疫论》里，不仅讨论了疫病的各种表现和治疗，而且还对疫病的原因提出了"各有一种异气"作怪的理论推测，这是世界上最早的关于传染病病原的科学假说。清代叶天士、薛生白、吴鞠通、王孟英各有著作传世，号称温病四大家。当然，清代的温病大家绝对不止这四家，他们的学术水平尽管很高，也不是最高水平。

明清之际，中医学奉献给人类的伟大创举，就是在中医免疫思想的指导下发明的人痘疫苗技术传到了世界各地。英国的琴纳，他小的时候就接种过这种疫苗，后来他在这个基础上进行改良，发明了牛痘疫苗。法国的巴斯德，进一步引进再创新，制成了更多针对疾病的疫苗，使人类有了强大的战胜传染病的医学武器。在消灭了天花之后，人们逐渐控制了很多传染病的流行，我们千万不要忘记，是中医学最先向世界贡献了"原创的免疫思想"和"切实可行的免疫技术"。

在中医学沿着自己固有的道路不断发展和完善的时候，西方医学传到了中国，引发了中医界一系列的变化，其中有经验，也有教训。

三、中医是不可或缺的医学力量

1954年，当乙型脑炎肆虐的时候，石家庄的中医郭可明，按照中医温病学的理论，创造了震惊世界的好疗效。他的经验被推广之后，不仅挽救了大量的国内患者，也救了当时在华苏联专家的命。他因此受到毛泽东的接见和赞扬。

2003年，SARS突袭地球，造成了瘟疫的大流行，全世界8000多人患病，其总的病死率是11%，我国大陆5000多病人，其病死率是7%，低于世界平均数。应用中医药治疗比较早、比较普遍的广东，患者1000多人，其病死率仅为3.4%，远远低于病死率17%的近邻香港，更不同于病死率27%的台湾。因为香港、台湾的中医界没有机会参加SARS疾病的诊治，现实的距大差距教育了人们，因此，香港医管局，邀请广东的青年中医专家前去会诊SARS患者，这充分说明了中医药的优越性。

世界范围内爆发甲流（H1N1）的大流行，在很多发达国家引起了恐慌。因为他们不仅历史上有过甲流疫情

曹东义传道解惑

的大灾难，而且每年防治甲流的费用也非常昂贵。事到如今，我们可以毫不谦虚地说，对于甲流的控制，我国做得比较好，让历史经验丰富的中医药参与甲流防治，使我国多了一套保障体系，这也是我们民族的福祉所系。

中医药在治疗慢性病、亚健康状态、治疗心身疾病、治疗多靶点复杂疾病方面，都有方法论的优势，治疗措施非常丰富。中医"治未病"理论，可以指导养生保健，以及病后康复、调养的各种措施。

中医药是古老的学术体系，但是这"古老"不是"陈旧"的代名词，而是成熟的象征。神舟飞船上天的时候，我们的宇航员借助中医药的帮助，成功预防太空病，他们出仓的时候心率可以控制在每分钟七八十次，而欧美的宇航员大多在一百次以上。中医药在太空医学、航海医学领域里的突出优势，引起外国学者的高度重视。在俄罗斯举办的"火星500计划"之中，就有中医药预防太空病的研究项目，是我国的主要观测课题之一。

中医学还有很多被误解的先进理念，没有被世界认识，它们的能量还没有很好地释放出来。如果中医学的理念和独特做法得到人们的普遍认同，得到大家的大力推广和弘扬，就会引发一场医学的革命，也将改变人们对待生活的态度。

四、中医养生最重视环保

现代医学虽然也重视"未病先防"，但是，面对高血压、高血脂、高血糖的"三高人群"，推荐的都是服用化学药品，这些化学药品都是大自然不存在的人工合成品，既需要大量的人力和物力，也会浪费资源、污染环境，"终身服药"必然造成化学物质的蓄积，甚至产生毒副作用。

我们环境里的空气污染、水源污染、食品污染等，都是"现代工业化"制造出来的，而中医学的养生保健，无论是饮食养生、四季顺时养生、运动养生、养精神、养形体，还是针灸、按摩、拔罐、刮痧，都是环保型的措施。中医的丸散膏丹，在中医师的手里，大多数也符合绿色环保的要求。

中医学术博大精深，概括起来无非是"怎样看"和"怎样做"；中医特色虽然很多，总的说来无非是其"认识论"和"实践论"有所不同。

（一）人是"天地所生之人"

中医的经典著作《黄帝内经》说："天覆地载，万物悉备，莫贵于人。人以天地之气生，四时之法成。"人生于天地之间，是一个自然生成的过程，而且人体生成之后，也必须依赖于天的五气、地的五味不断充养，才能维持生命。地球自转，形成昼夜阴阳变化；地球公转，就有了四时气候的差异。人体必须适应这些变化。

中医把"人与天地通"看得非常重要，并把这种思想贯彻到诊治活动的整个过程之中。因为人不顺应四时阴阳的变化，正气就会下降，就容易得病。冬天伤寒，夏天中暑，春天受风，秋天伤湿，四时之气，更伤五脏。"地之五味"是中医对一切食物营养的高度概括，五味是人体产生气血津液、精气精神的营养成分，但是太过分的滋味，也会伤害人体，让人得病。所谓"病从口入"也是这个道理。中医治疗疾病的药物，按药性分成温热寒凉"四气"与辛酸甘苦咸"五味"，也都是"人与天地相应"学术理念的体现。

（二）人是"形神一体之人"

中医认为，人降生的时候，不仅接受了父母遗传的身体发肤，而且还拥有父精母血升华而成的精神。在精神与形体的关系之中，精神是主宰，处于主导地位，形体只是"生化之宇"，是产生精微物质的器皿。只有形体而没有精神，不能称作人，形神兼备才是完整的人。

儒家的经典《中庸》说："喜怒哀乐之未发，谓之中；发而皆中节，谓之和。中也者，天下之大本也；和也者，天下之达道也。致中和，天地位焉，万物育焉。"

假如世人都能够喜怒哀乐"发而皆中节"，这个世界就是美好、和谐的；如果世人的喜怒哀乐不是"发而皆中节"，而是随意地释放，整个世界就会一片混乱。

（三）人是"五脏和谐之人"

中医的"五脏六腑"学说，是一个多元共存、整体和谐体系，它使生命的基本物质气血津液达到流通顺畅，升降出入，发挥各自的重要作用。

中医所说的脏腑，既有不可变更的空间位置，也有严格的时间先后顺序，是一个时空一体的脏腑概念。并且主张肾为先天，脾为后天，"先天生后天，后天养先天"。心属火，肾属水，水火互济，阴阳协调。脾升肺降，肝胆疏泄。五脏和谐，阴平阳秘，气血通畅，才能"正气存内，邪不可干"。否则，"邪之所凑，其气必虚"。

（四）人是"变动不居之人"

中医认为，人生既有生长壮老已的总规律，也有年、月、日、时的变化，人的脉搏、呼吸、气血运行、津液输布、饮食消化，每时每刻都处于不停地变化之中，并且是互相配合、互相制约，升降出入整体和谐地变化不停。中医学除了重视对生理状态的把握之外，在辨证治疗的时候，也动态地把握疾病的变化过程。张仲景《伤寒杂病论》创立的"观其脉证，随证治之"的方法，也就是根据病人症候变化，及时随机地进行调整治疗，使病人由疾病状态转为健康状态。

中医的养生保健，也是随时变化、不断调整的。即使是补气、补血、补阴、补阳，也不能不管不顾地一直运用某一方法，而应该辨证养生、随时调整、因地制宜、因人而异，而不是千篇一律推行某种方法。

（五）学习中医，做自身健康的主宰

世界卫生组织发布的数据表明，健康长寿的影响因素之中，生活方式和行为占60%，环境因素占17%，遗传因素占15%，医疗救助占8%。也就是说，健康的主

宰者是自己。

中医学从人体精气神整体着眼，补虚泻实，调整阴阳，注重自我调养的思想，确实具有独特的大智慧。

中医学的健康观念是"动态的健康观"，它要人们时时刻刻注意健康，是"全天候"的"动态自我观测"。因为，中医认为六淫、七情皆可致病。所谓六淫，就是一年当中六种过分的气候——风寒暑湿燥火，它们成为人体患病外在条件的时候，就由"六气"变成了"六淫"，"淫"就是太过的意思。七情指的是喜怒忧思悲恐惊，本来是人体的七种正常情绪，由于太过分而引起人体患病，就成为致病的七情。这就是"病由心生"。

中医主张维护人体的功能，生理功能不能太过，也不能不足。很多疾病起因于"过用"，过度使用身体的机能就会造成损伤，并容易产生疾病。因此，"强本节用"是中医的一个原则。"饮食自倍，肠胃乃伤""久视伤血，久坐伤肉，久卧伤气，久行伤筋，久立伤骨"，中医强调，人体必须起居有常，饮食有节，心安不惧，不妄劳作，使形与神俱，"真气从之，病安从来"？

一旦养生不谨，六淫七情为患，"阳盛则阴病，阴盛则阳病"，就失去了平衡，也就失去了健康。

维持健康，恢复健康，不仅可以利用药物，更应该想到身心的调整，许多中医的养生健身方法，比如按摩、导引、针灸、拔罐、足疗、药浴、食疗，都可以选用，并且可能达到药物治疗所没有的效果，可以避免药治疗的毒副作用。

中医的学问博大精深，很难在一个简短的发言里阐述清楚。但是，我们坚信发展中医，可以促进健康，可以造福人类，有助于中华民族的伟大复兴。

曹东义传道解惑

上篇　临证传薪

赵振兴临证心法

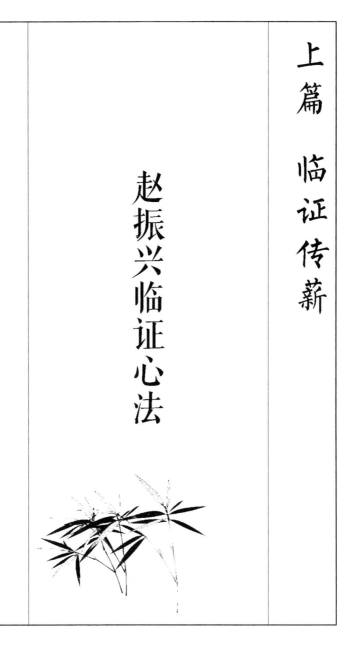

医生应该具备的素养

一、谦虚好学者必有成就

作为中医人，既然我们选择了中医，就要做好读书一辈子、实践一辈子的思想准备，不论你的学历多高，资历多深，都要活到老，学到老。这样我们才能日日有收获，年年有进步，技术有提高，学问有长进。欲有成就者，必谦虚好学，不耻下问，做到"善学者，必善问"，学问来源于读书，能耐来源于实践。遇事能忍耐，能坚守职业信仰，才能一步步走向成功。为了实现自己的"明医"梦，一定要坚持读书、实践这两条，边读书，边实践，边感悟，边总结，真正做到在学习中继承，在继承中创新。读书明医理，实践增经验，纸上谈兵会误事，实践之中出真知，理论源于实践，实践检验和完善理论，反过来理论又指导实践。有理论指导的实践是自觉的实践，没有理论指导的实践是盲目的摸索。我们要运用唯物辩证法指导我们的临床实践，在诊病中学会看病，在失败中找出教训，在治愈病例中悟出成功之理，从失败和挫折中吸取教训。找出自己的不足，并作为奋发努力的动力。

做好中医工作，在治学上要眼睛向下，恭恭敬敬地、虚心地向周围的人学习。中医长辈的实践心得尤为珍贵，只言片语常常启人深思；同道经验注意借鉴，以补己短，变短为长。学好中医贵在持之以恒，任何情况下也不能忘记读书。坚持昼诊夜读，向书本学；从良师有捷径，向实践学；向病人学，了解方药之妙和药后反应；向民间中医学习，常增见识。谦虚好学之人常有成就，不拘门户之见而广收博采者多为"明医"。正如名老中医金寿山先生所说："同事，我之师也；同行，我之师也；病人，我之师也；学生，我之师也，因为弟子不必不如师，师不必贤于弟子。"

二、当医生就不能怕麻烦

20 世纪 70 年代，我走了学医之路，在大学里有幸系统地学习了中医基础理论，但对如何当好医生一无所知，有一年适逢学校放假，回原籍看望了在乡村当医生的外祖父崔正元先生，先生问了我几个问题，我一一回答，老人很满意。最后老人嘱咐我说："当医生就不能怕麻烦，如果学了医，你怕麻烦就别干这一行。"我把这句话记在心里，我自幼喜欢中医，也知道外祖父家三代行医，在当地的口碑甚佳。我上学时，外祖父已经 70 多岁了，在乡村行医 50 多年，看病之余常常手不释卷。他对病人很有耐心，有时正在吃饭，有人来看病，他都放下饭碗给病人诊病开方，等病人走了再把饭热了吃。他诊脉时不说话，诊完脉后再给病人细心地解释病情，开方后再将用药思路用直白的话语一一告诉病人，并嘱咐如何煎药、如何注意饮食调理，当话说完后会起身与病人及家属话别。看到外祖父自己年老体衰还那样对待病人，一点架子也没有，那一幕幕感人的画面在我心里留下了深深的烙印。我当时就暗下决心，毕业后看病行医，就当外祖父这样的好医生，当一个不怕麻烦的医生。毕业后本想多向老人学习请教，老人病后我因忙于工作，回家看望了外祖父一眼，没有多陪他一段时间，我回到工作岗位没几天，老人就与世长辞了，这件事让我留下了难以弥补的遗憾。在医生这个岗位上，要想做好本职工作，让所有就诊者都满意，很是不容易。"当医生就不要怕麻烦"时时在提醒我做医生就要有耐心、有热情、有责任心。在与人打交道时，有些事情往往话好说，但真正做起来并努力做好就不那么容易了。我大学毕业走上工作岗位后遇到的情况有时完全出乎我的意料，有的病人确实很麻烦，你给他解释了好几遍，觉得他已经听明白了，但是他取药回来还要再问一遍。凡是遇到这样的情况，我就记着老人那句话"当医生就不能怕麻烦"，和颜悦色地再细细讲一遍，直到病人满意为止。我行医 40 余年，坐热了医院的板凳，赢得了社会的承认和患者的拥戴，靠热心、靠技术、靠不怕麻烦，全心全意为患者服

赵振兴临证心法

务，才有了今日之收获，成为百姓依赖的、值得信赖的一名中医人。很多接触过我的人见我整天一视同仁来对待自己的患者，不厌其烦地回答病人提出的问题，并能够耐心地倾听患者的诉说，做到思想上沟通，感情上交流，他们表示有点不可思议。我与病人之间没有常见医患关系的居高临下，而像促膝交谈的亲人一样平等相待，看到我这样对待患者，有人常问我："你怎么这么不怕麻烦？"每当遇此我就笑答："我这个人一辈子什么都怕，就是不怕麻烦。"众人望着我的一脸憨相，都会会意地一笑。

三、中医同行要相互尊重

中医历代医家在著述中多告诫后学者要谦逊为学，取人之长，同行要相互学习，互相尊重。也有少数医家相互诋毁，不欲合作，故有"踏、扫"之典故，此为古代文人相轻之陋习也。随着社会的发展，同行已不是冤家，而是医疗战线上相互衬托的同道和战友，共同努力为大众健康尽心尽责。相互尊重，相互学习，相互借鉴已成医界良好风气。但在现实生活中文人相轻之陋习余毒时至今日尚未清也。君不见医道中人，相互褒贬者有之；有意无意抬举自己而贬低同行者有之；稍有治验即夸夸其谈，而言同道治之不效者有之；同道毫末之差，即挑拨患者或家属向同道问罪者有之，因其不良行为制造医患纠纷者不鲜见；上班不尽职责，闲聊同道是非者有之；依仗年高，故步自封，不求进取，凭资格权威对后学处处打压者有之……凡此种种皆失忠厚之心也，作为中医人本当戒之、戒之。

医乃生死所寄，责任重大，凡从业之人皆为同道也。杏林春暖，理应先暖同道之心，相互学习，取长补短，教学相长，同道亲近。中医人自强、自尊、自立，必能团结一致，共同为中医事业振兴各尽其责而共同进步，若此则中医振兴之目标指日可待。我们作为中医队伍中的一员，不论长幼，阅历深浅，相互之间理当相互尊重，在学术上可以争鸣，但不争论、争辩。争鸣体现相互尊重，可以取长补短；争论常失理性，争辩常有言偏之词，故不赞成也。俗话说，尺有所短，寸有所长，专家、权威也不是万能之人，术有专攻，学有擅长，也有不明医理之处，遣方用药也有失手之教训；后学者年富力强，敢想、敢做、敢闯，初生牛犊不怕虎，遇急危重症，敢于打破常规，敢创新路，常有力挽狂澜之举，令人点赞；高龄同道经验丰富，胆大心细，老马识途，诊治细微之处彰显功力，遣方用药信手拈来，疑难病证常收奇效，四两之力能拨千斤之妙法，方是宝刀不老之真功夫，可效可法；古人谓"三人行必有我师"，故在医林有"经师不如访友""单方一味气死名医"之说。习医之人不可有门户之见，在大医院中虽见多识广，但是随着疾病的变化，一些疑难病遣方用药也有不尽人意之处，与百姓期望相距甚远，有时也难免有高处不胜寒之忧。一些民间医生为生存，服务一方，依靠百姓信赖、理解和支持使他们敢闯、敢试。成功了积累经验，失败了总结教训，因乡亲们信任故无后顾之忧，偏方、食疗也能治病。

中医事业薪火相传，授徒带教后继有人全靠中医人的共同努力，每一位中医工作者在行医过程中都要尊重同行，彼此不论层次高低，相互之间在患者面前要相互尊重，相互学习，相互借鉴，正如明代医学大家陈实功在《外科正宗》一书中告诫同道那样：不可生轻侮傲慢之心，切要谦和谨慎，年尊者恭敬之；有学者师事之；骄傲者逊让之；不及者荐拔之。如此自无谤怨，信和为贵也。

行医之人不论中医西医，均应相互尊重，取人之长，补己之短。西医治病靶点清晰，重治病，轻调理，欠缺心理调理；中医重整体，顾正气，重调理，重视身心同治，带病延年。相互依存，中西并重，相互配合，彼此尊重，齐心协力为百姓健康服务，其功德可谓无量也。

四、认钱，你就别当医生

钱对人来说是很重要的，离开钱人们就无法生存，正如俗语所说"钱不是万能的，离开钱是万万不能的"。钱虽然重要，但对于行医之人来说，与医业相比，钱永远是次要的事情。古人曾说过，不为良相便为良医，即是对医生职业的定位。佛学讲普度众生，中医讲济世救人，西医讲救死扶伤。这三者其理相通，它们都明确指出泽被民众是一件崇高的事业，服务大众是一件功德无量的大愿景，更是人们追求的大境界。对于医生来讲，治病救人，做个好医生，是从医者的大愿景。医生只有掌握精湛的医术才能服务于患者，泽被众生，从而实现自己行医的理想，有大志向者才能走上学医之路。济世救人的宏愿是中医人终生奋斗的不竭动力。行医为了养家糊口，解决生存是小愿景，关注眼前利益而忘记、忽视自己的大愿景，行医这条路是走不远的，即便一辈子行医也无大作为。江苏一陈姓同学跟师学习一年，毕业后回到家乡，用所学的三招两式为患者服务，收入可观。这位同学欣喜之余给我来信说："学医可以发财致富……"我复信告诫他说："认钱，你不要当医生。如果打算靠行医发财致富就不要从事这项工作，治病救人的工作是一件高尚的事业，医生用自己的技术和满腔的热情以及周到的服务为患者解除病痛，让百姓受益，通过行医付出辛勤的劳动，可以获得相应的报酬，并能长期得到社会的供养。作为一名中医人，行医的立足点不能放在经济收入上，靠技术服务患者可逐渐解决温饱，当生存问题解决后就应该把理想和实现人生价值放在工作的首位。医生随着行医经验的丰富和人脉的增加，就会把患者的安危放在自己的心上，也会把患者的康复视作中医人的幸福和快乐。"在复信的最后我引用清代名医费伯雄的话告诫这位同学："欲救人学医则可，欲谋利学医则不可。"这位同学接到信后对自己的行为进行了反思，谨记教诲，从而全身心投入到为病人服务中去，谦虚好学，热情待患，事业得到发展，良好的

赵振兴临证心法

医德和优质的服务赢来社会的承认，收入也不断增加，并在农村的新农合医疗工作中成为技术骨干。现在已成家立业，小日子越过越红火。这正可谓"济世救人行善事，百姓供养艺随身"。

当下，随着国家对中医工作的重视，各项中医政策的落实，中医越来越受到百姓喜爱和认可，中医振兴的春天业已来临，有志为中医奋斗的人们一定要担当起中医复兴的重任，信仰中医，实践中医，弘扬中医，走好自己的中医路，实现自己的人生价值。中医人只要真学中医，实践中医，用中医技术服务民众，其生活也会像"上楼梯吃甘蔗"一样，实现"步步高，节节甜"。

五、受不得一点委屈就别当医生

行医 40 余载，最深的体会就是当个好医生就要能屈能伸，学会在逆境中生存，面带微笑。我的体会是，为了实现自己的学医目标，要沉着、冷静、谨慎地应对面前出现的问题，有时还要忍受一点委屈，你要是在工作上受不得一点委屈，干脆就别当医生。

面对纷繁的环境、琐碎的临床工作以及复杂的人际关系，作为一名中医人，就要多读书，培养自己的人文素养，同时要关心时事政治，保持清醒的头脑，真正按党的要求做一名"政治上坚定，技术上精良"又红又专的白衣战士，密切与人民群众的关系，通过自己的工作，把党的温暖送到患者的心坎上。遵纪守法，在公众场合不说过头话，不做有损中医人的事，全心全意做好自己的本职工作，领导表扬不得意，患者批评不气馁，做到闻过则喜，努力改进，尽量让患者满意，同事认可，好事不去争，困难不躲避。接待病人要有十二分的耐心，不急不躁。初坐门诊，甘当抄方医生，通过方便患者，耐心解答患者的提问，为所有接触自己的患者提供方便和优质服务，让人们逐渐认识你、了解你，这样就可缩短板凳坐热的时间。在为病人服务的过程中，遇到难缠的病人，他急你不急，他闹你微笑，做到始终耐心应对，以柔克刚，用一片炽热的心来融化患者冰冷的心，有时要用你的人格征服人，这样难缠病人很多在若干年后常常成为你的"粉丝"，并会长久地支持你的工作。对服药后出现不良反应的患者，要细心分析原因，并请上级大夫会诊，取得患者的信任和谅解。患者对你工作不满意的牢骚也要耐心听取，并给予恰当的解释，做到有则改之无则加勉，要学会受委屈，不在人前或人后说长道短，保持中医人内心的定力。为了学好中医，实现自己的中医梦，虽然暂时感到内心孤寂，但要头脑清醒地了解周围人的长处，并在实践中暗暗地学习，做到见贤思齐。对某些同事的缺点和不足，甚至工作中的差错和失误，不能幸灾乐祸，一定要从中吸取教训并引以为戒，在工作中力求规避，做到扬长避短，安全医疗。

赵振兴临证心法

中医人应该具备的人文素养

一、学成好中医真是不容易

中医难学，众所周知，中医成才，谈何容易，行医40余年，体会愈加深刻。你若矢志不渝、持之以恒走好学习中医这条路，苦尽甘来，以优质的服务和精湛的医术服务于人们，泽被百姓并受到人们敬重的时候，你就会真真切切地感受到，在医林笑在最后的都是我们中医人。

中医学历经数千年而不衰，代代有传人，为中华民族的繁衍做出了不朽贡献，它保留了华夏文化的完整基因，也成为"开启中华文化宝库的一把钥匙"。只有不怕艰难，真心信仰者才能走上学习、传承中医这条路。

中医之路坎坷不平，非有志之人难以坚持，非苦熬之人难成正果。唐僧师徒西天取经，经过九九八十一难方取得真经，欲做"大医"必精诚专一，读经典，做临床。十年寒窗苦读，十年门诊苦熬，当门诊板凳坐热之日即是你真正会看病之时。

　　学习中医贵在有恒心，不下苦功夫，不卖傻力气难得成"明医"。学医之人不可投机取巧，绝无捷径可走，只有自觉坚守中医信仰，守望着天边那片令人向往的中医阵地，心系中医，心系众生，终生不悔，为中医振兴而默默无闻地工作，这是一件痛并快乐的工作，是一项造福桑梓、功德无量的高尚事业。为了中医之振兴无怨无悔奉献青春，花甲之年也不能放松学习，正所谓"学医不过三十载，年龄不到六十岁，难懂中医是宝贝""看病不超三万人，遣方用药难如神"。

　　为了有个稳定的职业，为了更好地生存，很多人走上了中医之路，抬头望去，中医队伍看不到尽头，再看队伍中前行的人们，有的人目光远大，负重挺胸，低头前行；有的人一脸无奈，二目无神，跟着热闹走，不知路在何方；有的人欲走捷径，结果迷失了方向；诸般人等中只有少数人靠着坚韧、靠着信仰、靠着忍耐和寂寞走出了自己的一片天地，迎来了硕果累累。君不见，同样学习中医，结果却是谁也不一样。

　　在行医的路上有着无数忙忙碌碌的人们，他们走着不同的人生之路。有的人学了中医，耐受不了生活的贫穷和久坐不热的板凳而改行，一辈子与中医无缘而遗恨终生；也有人学了中医，为尽快融入社会解决眼前的无米之炊，弃医卖药，当上"医药代表"过上了殷实生活，但内心的中医梦仍在做，待退休后又重新走上中医路；

赵振兴临证心法

也有人学的是中医，毕业后改学西医，跟在西医的屁股后面跑，中药不熟悉，处方不会开，西医瞧不起他，中医看不上他，只落了个不中不西混饭吃的下场；有的人跟师学习，守着一家之言，也会三招两式，但没有真正领会师父的经验真谛，照猫画虎一辈子，出息不大而碌碌无为；也有人贪图虚名、职称，搞科研拼凑数据，抄袭他人成果，论文发表一大堆，混了不少学术头衔而不会看病，到头来学历高、虚名多、病人少而郁闷不乐；还有的人，有着高学历，却放不下架子，坐在门诊，少有患者光顾，回头客很少，无事可做，望着窗外行人发愣，其心中之苦楚无人可知；在中医队伍中有相当多的人，守望着自己的岗位，耐着寂寞和清贫，默默无闻地走着那条崎岖、泥泞和一时看不到光亮的路，走啊走，跌倒了再爬起来，还是不停脚步接着走，不懈奋斗多年，靠着信念熬过了严冬，苦尽甘来，迎来了中医事业的春天，走出了一条自己的中医学业之路，他们扎实的工作得到了社会的承认和患者的信赖，受到了患者的敬重，他们是中医未来的希望和薪火传人。看凡中医人生，从中可以悟出一条真理：学习中医虽然不易，没有十几二十年的努力走不出自己的路，但是有志者事竟成，只要你心中有梦想，认准中医这条路坚持走下去，学习中医，理解中医，相信中医，守望中医，信仰中医，不怕孤独和寂寞，遇到困难不气馁，坚持读书，不断实践，先学做人，让"人"字先立起来，然后再慢慢做事，只要持之以恒，必有光明之前程。正如毛泽东在其诗词《卜算子·咏梅》中说的那样："风雨送春归，飞雪迎春到，已是悬崖百丈冰，犹有花枝俏，俏也不争春，只把春来报，待到山花烂漫时，她在丛中笑。"中医人的春天来了，让我们为中医之振兴欢呼吧、奋斗吧，为了中医的复兴，让我们放下自卑，振奋精神，坚定地沿着中医之路走下去。只要有能耐，保持中医特色，笑在最后的将是我们这些中医人。

二、学中医要着重做到"勤"和"恒"

人人都说学习中医难，如何才能变难为易呢？我的体会就是着重做到"勤"和"恒"。勤者，勤快、勤劳、勤恳、勤勉之谓也。俗话说得好，"人勤地生金，人懒地长草"；恒者，恒心也、人有恒心，百事可成，人无恒心，一日暴三日寒，一天打鱼三天晒网，难成事也。学医之人，贵在有恒心，贵在能勤勉和坚持。初学阶段，要尽量做到课上注意听讲，课下多用功，为了打牢中医基础，就要抓紧一切时间学习，不睡懒觉，作息有规律，一心抓学习，尽量做到一心不二用。勤奋苦读，有空就背方歌和经典段落。勤学、苦读、细悟，逐步培养学习兴趣，养成良好的读书习惯，把读书作为自己的生活方式和终生习惯，这种习惯的养成会让人受益一辈子。"古人学问无遗力，少壮功夫志始成。"只有熟悉和了解中医基础理论并为之下一番功夫的人，步入临床后才能适应

赵振兴临证心法

得较快，也能慢慢体悟到老师的用药思路。接触临床后，要虚心求教，要放下自己掌握的知识，拜师学习，从零开始全盘接受带教老师的思路，每日记录并进行整理，同时要边临床、边读书，做到昼诊夜读。养成读书习惯后，一卷在手，其乐无穷，行医前3～5年，在做好中医临床的同时，要注意熟读中医教材，将中医的基本观点与实践相结合，慢慢体悟中医之理，待积累了临床经验后再广泛阅读中医书刊，参考利用，增加自己的阅历。

人靠勤奋基础方牢，基础扎实，后劲长远。恒心持久，则"难"可转变为"易"。功夫不负有心人，坐热冷板凳，就会积聚人气。当人们知道你会看病，待人又诚恳，服务又热情，这时你的患者多了，经验也就有了，诊病得心应手，疗效日显，此时作为一名中医人就会觉得"医学实在易"了。学习中医入门了，诊病套路熟练了，更要加强读书学习，方能与时俱进。

从事中医临床工作，就不能怕麻烦，遇到困难不要打退堂鼓，要耐得住寂寞和清贫，一心搞临床，立志一辈子看病而不图虚名和职务头衔。同时要解放思想，要善于学习，善于思考，坚持做好本职工作，有了临床经验也不可忘记和放弃"勤"和"恒"，要做到新书常读，杂志报纸常翻，及时参考，知识不断更新，通过不断汲取古今医家的经验，并结合自身实践，逐步形成自己的学术思想，在继承中感悟，在感悟中创新，对中医理论在实践中验证、升华，在熟读经典中思考，并指导临床实践。"勤"和"恒"是中医人不可或缺的真言，"勤"和"恒"伴随中医人实现"济世救人"之宏愿，并看一辈子病，读一辈子书，乐在其中矣⋯⋯

三、中医人要有一颗平静的心

中医人面对众多患者，要用仁心仁术救治病人，用技术和热心泽被民众。中医人一定要明白，医生职业绝对不是单纯治病的行业，医生正在医治的是一个独一无二、活生生、有感情、有思想、正在为疾病所苦的人。医生职业崇高，但地位卑微，它是服务行业中最难做的，不下心力和付出很难做好。职业受人尊重，也是人们羡慕的工作，但其中的甘苦业内人最清楚。心善者做中医，心精脑活者做商人，想发财别行医，想积德才学医。中医治病不但依赖技术，更靠一颗纯正的心，多做服务事，不计回报想，心静如水，常怀一颗平静的心。

作为一名中医人，要有整体的眼光与一颗平静的心，面对众多患者，须一视同仁，都看作自己的亲人，对纷繁的病人主观感受和错综复杂的临床现象要有整体观，在战略上藐视之，在战术上重视之，临证重视"四诊"，善于捕捉病证中的主要矛盾，抓纲带目，举重若轻，用心服务于患者，不羡名利，不图回报，诚心待人，心境平静，不计风险，一心施救，胜不骄，败不馁，头脑清醒，在教训中求真知，若做到这些，就能遣方用药出手即效。

作为一名中医人，要有宽阔的胸怀和开阔的眼界，要善于学习和借鉴一切有助于临床疗效的经验和新说，运用实践这个武器来验证结果，重复检验并逐渐上升为理论。用创新的中医理论指导中医实践，在传承的基础上发展中医。欲做一名理论根基扎实、临床经验丰富的中医人，一定要对历代医家著作进行广泛的涉猎和借鉴，做到为我所用，推陈出新。谁能够调动生命的底蕴，望穿患者的心灵，遣方用药别出心裁，出奇制胜，谁就是百姓认可的中医专家；谁能做到思路清晰，心地善良，心境平静，一辈子做个中医，谁就是一名真正的中医人。欲做中医人需要有一颗平静的心，需在日常中将工作拿起来，把心放下去，从中医学中学做人，增修养，用中医学这把开启中华传统文化的金钥匙去打开、挖掘中医宝库，造福民众。中医大有可为，济世救人，功在当下，行在久远，有志者义无反顾地向前走，医学的明天属于诚心向善、泽被众生的医界同仁们。

四、胆欲大而心欲小

20 世纪 70 年代初入医林，我曾侍诊于中医老前辈董荫庭先生。董老临证善治各种痹症，擅长从肝肾入手施治，疗效卓著，独成一家。先生诊病时细心把脉，仔细问诊，分析病情，遣方用药常收药到病减之效。他告诫学生："医司人命，不可马虎应对，胆欲大而心欲小，方可万无一失。"余侍诊董老年余，受益良多。独立应诊后，余谨记董老教诲，坐诊接待患者秉持"如临深渊，如履薄冰"之心态，从望闻问切入手，通过四诊综合分析而辨证施治，遣方用药务求理法方药符合医理，方证相应恰合病情而望收效，处方后告知病人注意事项，期待复诊用药信息，然后仔细辨证，不耻下问。余行医40余载，牢记前辈教诲，在实践中注意向书本学，向前辈请教，向自己服务的病人学。看一个病人总结一次诊治体会，临证尽量做到重症、难症不惊慌，慢病、杂症不怠慢，情志之病先开心结而后下药，轻症小病不大意，用药务求精当，遣方切记庞杂，如此方可算真正吃透"胆欲大而心欲小"之旨也。

如何提高中医疗效

一、按图索骥应用中药效方对初学者有益

初涉医林，面对复杂的临床病证往往无从下手，诊脉之后举目茫然，有时连自己熟记的汤头歌也想不起来，这就更别说正确遣方用药了。如果我们在实习或跟师学习时，将老师常用之效方记录下来，自己独立应诊后根据患者情况对症选方，常能收效。通过自己用方慢慢就能熟悉中医临床，逐步积累经验而通过临床实践的第一步。应用中医效方时按图索骥对初学者有益，也可以说这是初学中医者步入临床的一条捷径。

大家都知道，按图索骥的意思就是按照图像寻找好马，比喻按照线索寻找，也比喻办事机械死板。我这里讲的按图索骥是说在学习中医基础理论后，为了尽快进入中医临床思维，一定要在老师和上级大夫的指导下，运用自己已经掌握的中医知识，特别是跟师实习时学到的三招两式，大胆而又谨慎地去实践。按图索骥总比无的放矢好。

按图索骥是每一位进入临床的中医学子必经的一个阶段。以下若干临床应用效方的实例可展现按图索骥之一斑。比如说，慢性咳喘病人，如果患者自述咳痰有咸味，并且夜间症状明显，我们就可以从肾论治，用《景岳全书》之金水六君煎治之，常收佳效；又如临证应用龙胆泻肝汤时，只要患者症状符合肝胆湿热症又具备口苦、尿黄两主症，即可放胆用之，收效理想；外感发热，寒热往来，口苦，咽干，取经方小柴胡汤可覆杯而愈；小儿发热，面颊赤，手心热，口气臭秽，取保和丸煎汤服之即热退病愈；感冒病人，手足凉，温度高，此属内热外寒，取葱豉汤加生姜、红糖顿服，饮之手足转温，发热即减轻；情志致病，病位浅，症状简单，小柴胡汤即可用之；七情致病，抑郁不舒，胁肋疼痛，逍遥散加减，配合"话疗"收效显著。临床经验的积累就是靠实践、靠这样点点滴滴的感悟体会而来。经验来自长期的临床实践和理论学习的结合，只要存乎一心，就能有新收获，坚持读书、坚持实践，熟悉药性，遣方用药就会得心应手。又如，内伤杂病见半边舌苔者，多为气机失调，用小柴胡汤加佛手、香附调之即效；夜半失眠取小柴胡汤加夏枯草服之阴阳合即可安睡至天亮；感受风寒周身骨节酸痛，取荆防败毒汤服之，微汗即解；尿路感染见心烦、舌尖红，取导赤散服之症状即见轻；小儿腹泻，口干，或口舌生疮，用七味白术散用之即效；外感头痛，梳头时头皮痛，川芎茶调散煎汤服之，头痛即去半；夏日感冒伴腹泻呕吐，藿香正气散用之对症，数剂即愈；夏日炎热，空调导致身痛无汗者，桂枝汤用之合拍；妇科疾病四物汤加减治之；痰饮为病，二陈汤可主之；血虚不寐，酸枣仁汤服之即应。凡此种种，不胜枚举，以上用药经验，重在有度，与其苦思无方，不若临证选用之，万事开头难，习医之人所用方药，诊后要留意观察用药反应，做到昼诊病，夜读书，积累日久，经验日增，机械将变灵活，死板则可以变通应用，所以按图索骥法将为初学中医者指明用药方向，此捷径不可忽视也。

二、中医诊治疾病获得疗效的三大因素

中医从业者在行医生涯中重视医德修养，视仕途为草芥，待患者如亲人，把职业信念放在了人生的最高位置，将仁爱、仁术作为人生奋斗之目标。"不为良相，便为良医"成为历代医家之信条，济世救人、泽被民众成为中医人的奋斗愿景。作为中医临床大夫，大家都有这样的体会，医生良好的医德和温馨的就医环境可以放大治疗效果，医生的胆识和人格力量对疾病来说有"不战而屈人之兵"之威力。患者常说"见到医生病就好一半儿"，千真万确，并非虚言。

中医治病能否取得好的疗效取决于三大关键因素：首先是要找对医生，医生尽力施治，疗效必彰。正如古人所谓"医患相得，其病自去"。二是医患相互信任，身心同治，精神支撑，疗效倍增。三是就医环境温馨，家庭和谐，加上医生的气度和人格魅力的影响和感染。三

大因素具备，中医诊病疗效必定满意，三大因素相辅相成，实践已证明，也可以这样说，看病找对人，诊断找对门，可以少走弯路，可以少花冤枉钱，医生有面子，患者得实惠；找错人，跑错门，钱财白花，甚至人命休矣。同时中医讲究信任医生则效佳。信任医生本身就有疗效，看病时对医生半信半疑，疗效减半。君不见有的患者有病乱投医，找遍名医调治，有时一日找数位医生看病，拿病证考验医生，结果是药未少吃，疗效大打折扣，一位医生一种解释，三位医生三种说法，无所适从而徒增压力，病难见效。可见治病三大因素相互关联，不可分割。从医生的角度来讲，掌握治病之绝技则可惠及民众，技术不过关，当一天和尚撞一天钟，靠书本知识对号入座，侥幸取效，日子必定不好过。心中无点墨，手上无技艺，服务不热情，天天混日子，病人必远离之，门庭冷落，无人光顾，必郁郁不乐。为医者，多读书、多临证，谦卑爱学，善待患者，尽心服务，疗效显著，人脉渐旺，久坐成良医，视诊病为乐趣，视职业为事业，兢兢业业必成正果，待年高离开岗位，走到哪里也是一宝，患者不断光顾，老而有用，其乐无穷也。另外，患者诊病信心和勇气不可少，它是战胜病魔的强大精神力量。为医者要有菩萨心肠，要时时为患者壮胆量，要为每一位患者送安慰、送关怀、送文化、送服务。医生的人格力量有着强大的感染力，三大因素相互助力积聚之正能量能普惠众生，百姓得福矣。

三、中医治病调体恢复机能是关键

医生在临床实践中面对的是有思想、有意识、活生生的人。人的健康与疾病涉及面很广，同一疾病患者的情绪不同，环境不同而致病因素也不相同，即便处在同一环境中，有人染病，而有人则适应环境而不生病。人的疾病既涉及心理，又涉及意识，只有把心理和意识综合认识方可理解中医"形神相关"的理论内涵。中医情志论则将与人的生理病理变化密切相关的心神活动概括为"七情"，并探寻和研究情志与五脏的生理和病理关系，并通过心神调理来治疗疾病，形成完整的调体思路，并强调调体恢复机能是中医治病的关键。

中医常说的"七情"即喜、怒、忧、思、悲、恐、惊，它与人体五脏六腑机能关系密切，并通过客观的阐释，总结出心神活动与五脏生理病理变化规律，即怒伤肝、喜伤心、思伤脾、悲伤肺、恐伤肾等。我们提出的调体恢复机能的观点，它既不是调体质，也不是整体调理，而是基于"治人"层面而言的。中医学的"以人为本"的学术思想有着非常实际的现实意义。

大家知道，医学的研究对象是人的健康与疾病，疾病发生在人身上，并且人是有思想、有意识的高级生物，人为病之本，人是中医大夫治病的中心。中医强调"以人为本"，认为是人患病，因而不论采用什么治疗方法，都应首先对人进行调理和治疗。人之身心调、气机畅，阴阳平衡，则病可祛，症即失，心神存，则人安宁也；反之若见病不见人，治病则伤人，病减人伤，乱象丛生则心神不宁也。我们主张调体恢复机能是指治病先治人。医生诊治疾病要知人、懂人，治病不可只治病而忘记人，治病更不能见病治病而不管人受伤与否。正确的思维方式是遇到病人，要把患病之人当成一个活生生的生命体来慎重对待，把人理解成一个生命、心神、环境的统一体，并且它是有意识、有感情的生命体，和医生同类。医生用所掌握的技术，用热忱的态度和热情的服务对其进行综合调治，使其恢复健康，或恢复生机、带病生存，或带病延年；或尽医生之所能对那些由于不可抗拒的原因，已无生存希望的人，使其安详地走完人生旅途而不留任何遗憾，因此亦可以理解所谓"调体"是医者仁心、仁术的具体体现，这更是中医学的健康观和生命观，这种观点与西医是完全不同的。

对于如何调体恢复机能，我们还要明白如下观点，这对于正确理解"调体"会有帮助的，人的生存和生命的存在以及人的生老病死受先天、后天诸多因素左右。先天充实、后天健壮而生命机能生生不息，心神统领五脏，五脏六腑机能协调而健康成长，体魄健壮，健康长寿；若先天不足、后天失养则脾肾亏虚，正气不足，如此则体弱多病或夭折，或疾病缠身，生活质量和生命质量均不尽如人意。若先后天均正常，进入成年后，或饮食不节，或嗜烟酒，或熬夜伤神，或性生活过度等，自作自受而致五脏失调，机体功能紊乱，百病丛生。或因"七情"因素，扰乱心神，心神不宁，五脏失调，气血不畅，痰浊内聚，玄府郁闭而变生顽疾、痼疾而致十二官危矣。

人生存在天地之间，离不开阳光、空气和水，人的健康与否由人体摄入的营养物质所决定，疾病的产生也与某些致病因素有关，或确切地说因某些致病物质侵袭，进而影响人体机能的发生、发展，或因摄入人体的营养物质过盛，或因营养物质匮乏而致病。当人体摄入的营养物质正常，机体代谢有序，升降出入畅达，情志因素则成为致病的重要原因，若机体机能出现障碍，情志因素往往可以使疾病加重，或使疾病突变、恶化。

进一步说，人体生命活动和人体的机能由先天因素即遗传因素所决定，后天健康与否则由摄入的物质因素所掌控，同时受人体的劳作程度影响。当人体尚未受到外邪侵袭，人体机能出现紊乱或机能失序的情况下，对于人体出现的某些不适我们可以视作机体机能出现不平衡或失去调节机能稳定的预警，这种处于健康和疾病之间的状态，即所谓第三状态，或大家熟知的亚健康状态。我们提出的调体恢复机能的观点可以视为中医治未病的关键所在，当机体功能出现严重紊乱或外来因素加重这种紊乱，人体自身机能不能通过正常调节而恢复健康时，这种情况下出现的某些症状则可视为诊断疾病的客观依据，并通过中医"四诊"确立处置方案。通过调体恢复机能来防止病情进展，截断病势，这就是中医"治未病"

理论中的既病防变。通过调体恢复五脏六腑机能的有序运转而消除症状，稳定病情，使机体恢复健康。若机体在内外因素的共同作用下，五脏机能严重紊乱，体内代谢失序，清不升，浊不降，营养物质不能被充分吸收利用，浊毒充斥，络脉阻滞，玄府闭塞，五脏功能严重受损，疾病危及人的生命，机能濒临衰竭之时，通过调体，使脾胃保存或恢复生机，固护胃气，胃气不绝，正气不散，则亦可使病人减缓病痛，维系生命而达带病延年之目的。由此可知，调体恢复机能是治病的关键。

中医认为人的健康是"阴平阳秘"。其本质是机体内部阴阳的有序稳定，也可以说是阴阳的相对平衡或相对稳定。疾病的本质是机体内部失去稳定和正常次序的紊乱。五脏失和、气机失畅是疾病的根本原因。所以中医治病的关键在于调节机体恢复阴阳平衡，充分激活五脏机能，恢复稳定状态，恢复自主调节机制，从而使疾病向愈或恢复健康。

临床实践也充分表明，通过调动、激活人的自主调节机制，运用整体观念和系统思维指导辨证论治，并在实践中重视心神的调护，把人体的生命、心神、自然等诸因素统一考量，维护机体内外环境的平衡就能把握治病的主动权，灵活机动地进行施治，并能掌握中医学术的话语权，让中医焕发生机，更好地服务患者，造福民众。

四、"身心同治"是中医病愈的捷径之一

中医治病重视心理调适，除针和药物治疗外，还非

常重视"话疗"，故有"治病先治心"之谓也。大家都知道，人患病后其复杂的心理活动造成的心理压力常常影响身体的恢复，甚至使疾病加重或病情恶化，实际案例不胜枚举，教训深刻，值得医者关注。特别是患了肿瘤的病人，大多知道自己患了不治之症后，常常处于恐惧状态中，惶惶不可终日，有的人甚至以泪洗面，寝食难安，心神不宁，听信广告，四处求医，过度反应而致疾病加重，结果常是人财两空。所以喜、怒、忧、思、悲、恐、惊七情对身心健康的影响不能低估。只有身心健康，人们才能乐观、坚强、平静地生活，才能正确地面对生、老、病、死的自然规律。从临床角度来看，大多患者因不了解得病的原因，或者病后没有重视，丧失最佳治疗时机，或者患病后择医不当，有病乱投医，患者常常陷入郁闷之中而不能自拔，或不吃不喝，坐以待毙，或过度治疗，体质迅速衰竭而痛苦不堪。作为医生要体谅和理解病人的处境，以负责的态度、热情的鼓励，运用中医技术千方百计予以治疗，帮助病人建立抗病的信心，配合医生治疗，让患常见病的患者恢复健康，让患重症病的患者正确面对困难，提高抗病勇气，综合调治，"带病生存"，提高生存期望和生命质量。

人的精神力量在战胜疾病和困难的时候，有着难以置信的强大力量，放下思想包袱，配合医生治疗，常收良效，正如毛泽东说过的那样，一定要"放下包袱，开动机器"，只有心气顺了，心眼豁亮了，人乐观了，治病的效果才能显现。我常常给接触我的病人们说，信心和勇气是战胜疾病强大的思想武器，治病药物是重要的，但它不是也不会是疾病治愈或见轻的决定因素，疾病能否治愈或见轻的关键因素在于人的主观能动性，在于人体强大的自愈能力的调动和激活，正如俗语"人想活就能活，不想活神仙也治不了"。这就告诉我们如何正确看待疾病，其思想因素是绕不过去的关键所在。意志坚强、求生欲望强烈、想健康、想活下去的人治疗效果就好，思虑重重，思想压力过大，觉得活下去意义也不大的人，常常药对症、治疗措施正确却疗效不佳。这就是"忘了病，病就走；想着病，病就在，腻腻歪歪病加重"。在长期的临床实践中，在家传经验的基础上经过 20 多年的探索积累，我运用"舌缨线"观察诊治心理疾病取得了经验，结合"四诊"充分运用心理学、社会学和预测学知识，对就诊者进行综合分析判断，帮助每一位患者打开心结，此诊法填补了中医望舌诊断情志病的空白，受到患者的欢迎和同行们的关注。其做法是：首先运用望诊手段帮助病人解开思想疙瘩，告知其得病原因、与哪些因素有关，引导病人近期有无情绪或精神创伤一一道来。这样做常使患者感到惊讶，一针见血地指出病之所在常使患者在迷雾中看到了方向，心病得医，心眼豁亮，瞬间看到了病愈的希望，病愈之心愿和医生的治病技术相结合，即可收到意想不到的疗效。然后耐心倾听患者的诉说，细细诊脉，谨慎地处方开药，并将服药注意事项不厌其烦地给予解释，直到让患者满意

赵振兴临证心法

为止。这样就达到了药未吃、愈病半的目标，正如兵法所云："不战而屈人之兵。"

在中医临床实践中，大家都发现一种现象，同样的用药，有的医生用了效果不佳，换个医生，还是同样的方子，却收出奇之疗效。这很大程度上与医生的接诊技巧以及解释问题的方式有关。在某种意义上讲，医生的话也是一味良药，医生的服务态度、知名度和人格魅力都是治病所需的药物。作为中医工作者，只有你亲近患者，用炽热的心去温暖病人的心，让患者与医生的心连在一起，遣方用药就能药证相合，取得满意疗效。治病就应先治"心病"，帮助病人消除思想障碍，放下思想包袱，充分发挥自己的主观能动性，建立抗病的信心，然后遣方用药或辅以中医治疗措施而后治"身病"。实践已充分证明"身心同治"是中医治病的捷径，身病为标，心病为本，只要标本兼顾，医患相得，就能收到预期疗效，就能赢得患者的心，也就能为中医积聚人气，迎来无数"回头客"。患者的口口相传是中医积聚人气的"无声广告"。俗语说"中医认人"（中医治病靠技术、靠名气，找对医生疗效就好）。中医治病贵在身心同治，身心同调，患者的信赖、良好的医患关系和中医特色治疗是中医治病的优势，也是中医发展的社会基础。重视身心同治也是维护良好医患关系的重要保证，更是被无数事实证明了的真理，那就是身心同治，是中医病愈的捷径。

提高临床疗效应注意的一些问题

一、"病药相争"现象是顽症痼疾向愈之佳兆

行医 40 载，诊病已逾 40 万人次，遣方用药有药到病除者；有数载调治病情稳定者；有八法中应用七法不效而用和法收效者；有诸药不效，配合"话疗"而见效果者；有肿瘤晚期经综合调治存活数年或"带瘤生存"十数年者；还有一种情况即用平和药物而出现剧烈反应，或出现明显与药物作用不符合之反应者。对后一种情况根据自身用药经验考量，可以排除药物不良反应，嘱病人减少用药，或少量多次服药以细心观察服药后的变化，往往多数患者在调整服药方法后告知我病情大有变化或者症状明显改善。一般情况下这种药物反应多发生在服药三五剂后，患者坚持继续服药则诸症减轻或诸症若失而大喜过望，兴奋不已。凡遇此种情况，我将此称为"病药相争现象"。

经过无数次细微观察和有效病例分析，我确定这种

赵振兴临证心法

特殊现象为顽症痼疾转愈之佳兆，并给予足够的认识。对临床上出现的"病药相争现象"经验少的医生常常误认为这是药物副作用，从而与治愈顽症痼疾失之交臂。通过回顾临证所闻所见，我认为，这是机体自愈能力的重要显露，是病愈之佳兆，也是古医籍记载之"瞑眩"现象。为了解释这种"瞑眩"现象，让更多的同道和患者了解这种服药反应，放心接受中医治疗，故有意将此种现象定名为"病药相争"而与药物不良反应相区别。近年来我将"病药相争"典型病例进行记录整理，通过分析总结积累了经验，并在日常临床带教中告知后学者对正常的"病药相争"现象与药物的毒副作用进行鉴别。鉴别要点有以下几点：一是调理身体之药物，药性平和而出现呕吐，或水肿、心悸，或身痒、丘疹，或咳嗽、腹泻等不能解释者；二是小量轻剂而反应剧烈者；三是反应过后病人症状迅速趋愈或明显见轻者；四是出现异常反应而西医检查无异常者。我认为若使用有毒药物，或大剂量使用药物，或中西药混合应用出现不良反应者，不可简单的认定为"瞑眩"，应减少药量或者停药观察，以防不测。有人提出"瞑眩"是应用有毒之品愈病与中毒量接近之说法，对此我持不同看法，不赞同这种观点。人的体质不同，病程长短不同，对药物剂量的耐受量也有差异。临床经验丰富之老大夫，一般情况下应用有毒之品都相当谨慎，对大毒之品非病证确实需要不轻易使用。如果确需使用也要从小量开始，逐渐增量而严密观察,大病去半后则停用而不使其过量。前辈们往往告诫后学者应用有毒药物时万万不可掉以轻心,以免酿成灾祸。

医司人命,责任重于泰山,初涉医林者不可拿患者的病证做试验而盲目使用有毒药物或使用重剂,更不能药物繁杂味数过多。我在实践中发现,医生治病全在其智慧,用药全在巧妙,不在于药物味数多寡,此即人们常说的"四两之力可拨动千斤"之谓也。君不见临床上有的医生开方动辄二三十味药,甚至几十种药物之多。牲口吃草也有分量,何况人之服药,哪能超其胃肠承受能力而大锅煎药呢?!这种大兵团、大剂量围歼疾病的做法,我既不欣赏,也不赞同。

对有人根据病情或治疗临床综合征患者的实际用某些"大方",取法"杂而用之"药证相符,丝丝入扣而收效者,也可师其法而欣赏之。总之,医者遣方用药以安全、简便、价廉、有效为原则,在实践中要充分发挥中医简便廉验之特色和优势,合理应用宝贵的医药资源,让更多百姓享受中医的治疗。要记住,"一切为了病人"不是一句空话,治病除疾的根本出发点就是为了患者的康复,祛病保人,祛病保命,驱疾全人,这应当是为医者服务患者的终极目标。"病药相争"现象发生的原因不外正气振奋提升和病邪溃散两方面,患病日久,正气已虚,痼疾难祛则正气内耗,若药证相符,正气提振,驱邪外出,则出现"病药相争"。中医认为这种现象的出现

赵振兴临证心法

是服药后正气突然振作，"籍有力药剂之援助，奋然撅起，而欲驱逐病邪作用之反照也。"这种愈病之佳兆也应验了前贤那句话："瘤之疾，服药中病则瞑眩，瞑眩愈剧，奏效愈宏。"

对人的生命现象虽然科学研究已有很多破译，但机体复杂的生命现象有的仍难以用文字释惑。临床经验的积累对理论的解读和理论的验证、检验有着十分重要的意义。理论的创新全靠在实践中提升、拓展。实践是活生生的记录，理论让人聪慧，实践让人成熟。现举一则"病药相争"典型病例供欣赏。

付某为我同乡，20世纪80年代因患腰腿疼行走困难，某省医院西医诊为"腰椎间盘突出、椎管狭窄"，建议手术治疗。当时患者年过五旬，家里经济拮据，欲中医调治而求诊于我老年病科。我从肝肾亏虚、瘀血阻络入手予芍药甘草汤合活络效灵丹加减，开中药7剂，患者服药3剂后，晚上出现心慌、汗出、腰部灼热如火炙烤，而去省级医院急诊室就诊。正巧王主任在值班，王主任与我相知，他询问用药情况后告知患者"药性平和，不会有危险，请勿紧张"。查心电图正常，留置观察，未用任何药物，大概数小时后，自觉诸症消失，弃杖可行，后守方服药调治数月，症状未再明显反复。未做手术，只是每年入冬服药数周以巩固疗效，至今生活可自理。

二、医生凭直觉就可以避免医疗差错和事故

在中医学里直觉思维有着奇特的功能，中医能够有效地凭借自身的直觉与顿悟启动心灵感应，遣方用药时可突发奇想，打破常规思维而瞬间出手，常常可收意想不到的疗效，同时凭借直觉可有效规避医疗差错和事故，也可提前测知患者的疗效、满意度，甚至对病人的人格和道德有透彻的感知。在我40余年的行医生涯中直觉思维的运用有过无数次的应验，有时应用结果连我自己也感到不可思议。随着医龄增加和经验的丰富，直觉思维的应用越显现，在面对疑难杂病茫茫无措时，冥冥之中好像有中医前辈们在指导我，让我在困难面前找到方向，出奇制胜。

记得在20世纪80年代中期，灵寿县一位中学生来诊，这位少女全身浮肿18年，多处就诊，服药多多，少有效果，曾做综合检查，西医不能确诊，无奈而来找我就诊，我诊脉之后，举目茫然，不知如何立法处方。我调整了一下心态，又细细地为其诊脉，发现其右寸脉弱，右关脉偏大，这时脑海里突然浮现出三味中药。这三味药就是白茅根30克、白术15克、泽兰10克，我把这三味药正式写在处方签上交给这位病人，并说："回去吃吧，你的病能好。"看着这样平常的三味药处方，患者和她的家人一脸的疑惑，家长问我："孩子自幼全身浮肿，病了18年，服用多少服药才能好？"我答道："18年的

赵振兴临证心法

病，服药不能少于 18 副吧。"病人持方走后不知疗效如何，大概过去了三四年的光景，门诊来了一位瘦高个子的妙龄女孩，进门就说："我是吃您开方 18 副的灵寿县女孩，按您嘱咐那年服药到 10 副时，小便开始增多，18 副药服完后，我的水肿病就好了。这次家人在住院，特前来告知您，并表示感谢。"因有了这例治验，这个药方后来凡遇到水肿病人，我就把它单独应用或加入应证方药中，均收良效，并将此方定名为"水肿三药"，作为临床"抓主证"方。

在临床工作中面对患者，医生的神经常常绷得紧紧的，处处小心，生怕出错，或怕服务不周。只要临证我常保持"如临深渊，如履薄冰"的心态，从来不敢有一分大意，唯恐给患者带来麻烦和差错。通过直觉思维的经验对患者进行甄别，该检查就检查，该安排住院的安排住院，该请会诊的就安排会诊，该专科诊治者请其到专科诊治。凡慕名找我诊治者，不论何种病我都负责到底，对每一位患者我都为其准备三四套治疗方案，通过患者反馈的服药后的信息来丰富自己的临床经验，对患者诊病过程出现的意外情况详细记录，并予以高度警觉以避免不测。

20 世纪 90 年代一次我在病房值夜班，同事家的亲戚患脑中风，住院后病情一度稳定。有一天晚上 10 点许患者突然惊恐不安，两目直视，光着身子跑出病房，嘴里不停地说："我要死了，我要死了。"我劝慰其回到病房，帮助病人盖好被子，并为其把脉，诊脉发现其脉散无根，我当即把病人的异常情况记录在病例上，并及时请上级医生会诊，上级大夫做了必要的处置，认为病人可能为暂时性精神障碍。送走会诊医生，我凭直觉思维预感到病人可能发生猝死，我把病人的异常情况向家属进行告知，让护士和家属注意留心观察，以防意外，次日凌晨家属看着病人安稳入睡，未惊动病人。当8点多医护交班后，家属扶起病人进餐时，患者头向一边歪，口流涎水，小便自遗，即处于昏迷状态，经抢救无效死亡。病人虽然走了，但因医生及时向家属交代了病情，医护进行了认真的观察记录，家属有思想准备，加上医护无差错，此事得到了家属的谅解。那天交班时科主任详细地过问了夜间值班情况，并查阅了值班记录，当看到病历中有详细的观察会诊记录时说："当班医生、护士认真负责，无差错，今后夜班医生、护士要以此为戒，做到观察病人要详细，记录要认真，这样就可以避免医疗纠纷。"我很庆幸这次运用直觉思维避免了一次医疗纠纷，也少了一次遗憾和心中的不安。自此以后，我常常有意识地应用直觉思维，妥善处置了多例患者出现的异常。安排病人住院，其中有一例也是多年的老朋友，我劝其住院后两小时他即出现猝死，令人想起来后怕，医生司命，责任重于泰山，不可有一丝大意和疏忽，为了患者的康复和安危，我坚守一条规矩，几十年不违反，这就是上班不办私事，上班不接电话，不会朋友，专心上班。

赵振兴临证心法

长期的临床实践让我感到医生一生一定要养成读书的习惯，诊治患者要尽量细心，留心疾病的蛛丝马迹，直觉思维提醒我不可大意之处尽量注意，防患于未然，对直觉信息及时告知患者家属，这样既对患者负责，又提高了自己的诊治水平。

大家知道医生的职业是高风险的职业，接诊要讲技巧，诊病要细心，对患者要像白求恩大夫那样满腔热情，对技术要精益求精，处方要仔细斟酌，解释要恰当，说话要谨慎，不说过头话，对治疗效果不打保票，尽量留有余地，坚持首诊负责，对应诊病人负责到底，待患真诚，全心全意。经验告诉我，对医生来说，直觉思维的有效应用对保证医疗安全，减少和避免医疗差错和医疗事故有重要意义，医者要时时警觉，有效利用，方可安心。

三、医生答疑解惑要有哲理性

在临床上医生在回答患者或者患者家属的咨询时，态度要热情，解释要得体，言辞要恰当，语句要直白，最紧要的是要有十二分的耐心，更不能不耐烦。答疑解惑时要运用百姓喜闻乐见的、带有哲理的语言表述，尽量让咨询的人满意并从中受益，与患者的交谈可以拉近医患距离，而患者在与医生的谈话中又真切地体会到医生那颗炽热的心。要知道，在病人的心中，医生的话即是"圣旨"。有时医生一句壮胆的话，能让患者振作精神，放下包袱，扬起生活的风帆；一句不当的"实话"能把病人吓死。医生对实际病情不能实话实说，要遵守保护性医疗制度，单独给患者家属直说，以便明了病情真相，取得家属配合，这样对治病有利。

需要提醒大家的是医生解释问题时要尽量少用或不用专业术语，或者患者听不明白的话语，对患者尽量用当地俗语进行交流。对于病情的分析要依据患者的情况和文化层次，有分别地进行解释。对粗知医理者可从医理方面进行解释；对乡村患者和文化素养偏低的患者要用家常话来解释；对老年人要设身处地予以安慰，帮助其放下思想包袱，正确看待患病，告诉老人们生老病死是自然规律，天有四季，地有四时，人有生老病死，遵循规律顺应四时，人可长寿。人人都会老，不必畏惧老，顺便给家属说，老人是个宝，尽量照顾好，对家属要多表扬，这样孩子们高兴，老人脸上也有光，同时儿女们也得到了社会的承认，他们会更好地关怀和照顾老人。与病人打交道时，医生说话要留有余地，不说绝情的话，不说绝对的话，治病要抓主要矛盾，不可头痛治头，脚痛医脚，要整体调整，尽量用好"话疗"，尽量把话说到病人心里，力争做到治病先治心，心气顺了病人服药的疗效会更好。

在临床上越是高年资的医生，越是经验丰富的医生，在回答病人问题时越会留有充分的余地，常常很委婉地回答患者的提问，并不嫌麻烦，始终不紧不慢地用平和的话语进行表述。医生要学会与人沟通，学会说话，注意与患者进行深度的交谈。带有哲理性的话语可以给人启迪，恰当的语言可以给病人心理安慰，能直接舒缓其情绪并减轻其思想压力，在与患者交谈时一定要让患者感觉医生乐意倾听。从心身医学高度来说，医患之间的交谈与沟通，特别是那些带有哲理性的温暖话语本身就产生疗效，而且被人们公认为有效治疗。医生欲做到言谈带有哲理性，就要学习和掌握辩证法，用唯物辩证法指导自己的临床实践。毛泽东的光辉哲学著作《矛盾论》《实践论》应作为医生案头常备的经典，日日读之，年年温习之，日久必有益。

四、学习古人经验要与临床实践结合

对于我们中医人来说，要紧密结合读书和临床，方能不断进步。只有将理论和实践结合，方能做到活学活用、学用结合。这样既可检验理论，又可创新理论，才有可能从自然王国走向自由王国，从感性知识上升到理论知识，理论指导实践，遣方用药则得心应手。

我们在读古典医学著作时一定要注意一种倾向——尽信古而不疑古。这样，书读得越多，受古人的思维影响，在诊治疾病时常常会无所适从。对古人的临床记述，特别是有关临床治疗的某些文字，不可事无巨细，不加选择地从理论上拔高，或者脱离古人思维，按现代语言尽情发挥，这样的结果，离开了临床实际，就会让事物走向反面，理论越来越深或越高深莫测，华丽的词句代替了缜密思维，离临床实际越远，纸上谈兵，眉毛胡子一把抓，让丈二和尚摸不着头脑。理论过于繁琐、繁杂，反而让人们抓不住事物的精髓。以这样的理论教授学生，只会在重理论轻实践的道路上而害人不浅，没有坚实的临床基础不会看病，只练了个笔尖功夫或嘴上功夫，到头来对谁也没有真正的帮助。重视实践，回归临床用理论指导实践，这样可让众生受益。

还有一种倾向，就是过分地强调对经典著作原文的背诵和熟读，在完全不理解的前提下，这些经典文字常常消磨初学者的勇气，当进入临床阶段后常使多数学医者将看病处方视为畏途，对临床实践敬而远之，这样的医生理论背得熟，不愿意搞临床，或在行政科室，这样哪年哪月才会看病啊？还有少数人，为了搞清理论，在不与临床实践结合的情况下，脱离临床，往往是钻了牛角尖，理论研究与临床实践产生了明显距离。这样的所谓科研成果，后患无穷。君不见，当前的中医类杂志中充斥着某些研究类文章，弃之可惜，读之无味，白白占用篇幅、浪费纸张，它不但不会提高习医者的理论水平，这种纸上功夫产生的理论也不会更不能去指导临床实践，言之无物的理论可以休矣。

作为一名中医工作者，我主张读经典，做临床，强调理论和实践相结合，正如俗语"熟读王叔和，不如临证多""纸上得来终归浅"。我们要把搞临床、接触患者放到重要位置。一切从临床实践出发，要善于从古人的论述中拨出临证用药的基本规律和独出心裁的用药经验，方便临床应用，同时对临床应诊有所把握，并通过对古今治法方药的归纳总结应用于临床。用这样的思维方式指导临床实践可以让更多的中医初学者或涉世不深者看到"医学实在易"，从而增加临床素养，用中医理法方药服务患者，达到"医学从众"的目标，使中医人可以执简驭繁，从迷雾中走出来，从实际疗效中看到光明和希望，提高从医信心，并坚定地走上中医之路，在实践的积累中，下功夫从古籍的记载中了解过去的临床事实，作为中医后学者思考和认知事物的依据。

怎样才能成长为一名好中医

一、欲做"明医"就要多读书、多临证

学习中医者，人人都愿意做一名能治病且疗效好的良医，老中医们都想做一名"明医"。我这里说的"明医"非"名医"也。现在所谓的名医是指或读书多，精通理论者；或学术头衔多，社会兼职多者；或科研成果多，论文专著多者；或者职称高，名头大者；或一辈子看病，民众口碑好，妇孺皆知，泽被一方民众之德高望重者，以上人等均可称为"名医"也。

作为一名中医人，我们每一个人不求当"名医"，都要力争当一名百姓认可、名副其实的"明医"，这是我们中医人的梦想。欲做"明医"就要以中医事业为重，读经典，做临床，多诊病，积经验，通过自身的努力，真正达到医理明，脉理明，疗效卓著，中医特色突出，能为民众服务，为中医守好阵地、积聚人气，这样才可以称为"明医"。这样的"明医"才是业界公认的良医。

中国医药学是一个伟大的宝库，中医理论深奥，处处闪烁着中华传统文化的光芒。欲谋生而学习中医，掌握三招两式，大病治不了，难病不会治，小病会治疗，偶尔也治好一些常见病，这样的医生也能混个饭碗，吃喝不愁。欲解决温饱并对学习中医有信心的中医人很多。欲做中医人就要多临证、多读书、多拜师，埋头临床，在中医的岗位上干上十年八载，常见病能治疗，百姓认可你有中医这门"手艺"，如果再加上服务热情、态度可亲，不论你有无学历，都能在中医队伍里发挥一定的作用而服务一方民众，虽名气不大，但百姓信任你，离不开你，也可称为合格的中医人，在基层医疗机构也算上"名医"了。对于正规中医院校毕业的学生们来说，大家要明白一个理：欲当中医，就要信仰中医，立下终生学习中医的志向，眼光放远一点，不要受眼前利益的影响，下决心先到基层锻炼几年，与民众打成一片，向实践学习，向群众学习，在实践中摔打以增长才干，在基层不论分配何种工作都要埋头去干，但记住不能丢下业务。解决自己毕业后的生存问题，这是步入社会的第一步。大家知道，中医和西医不同，西医院校毕业的学生只要西医理论扎实，通过理论就能指导实践，积极参与临床工作，在实践中锻炼上三五年，就可以成为一名合格的医生，但这样的西医离开医院，离开了辅助检查，他连个小病也不会治。而一个中医院校毕业的学生，在学校学习的中医理论只是学习了个方向和引子，出校门后常常不能独立看病，还得通过临床实习、进修或跟师学习，在老师和高年资中医指导下，或言传身教下方可熟悉中医临床。毕业后第一年只能算熟悉了中医诊疗规则，知道如何接诊病人；学上两年可以掌握三招两式，可以简单处理一般常见病，并能逐渐熟悉常用方药而按图索骥；临床实践三四年后才可独立应诊，可以给患者慢慢看病。通过接诊，并联系所学基础理论指导实践，运用中医理法方药诊治常见病、多发病，并收到一定的疗效，患者开始认识你、接受你这位中医大夫了。随着诊疗水平的提高，你才慢慢成长为一名良医。作为一名中医人，当你解决了生存和温饱后就应该调整自己的思路，树立济世救人的志向，从思想上为实现自己的中医梦付出更多的努力，真诚地对待就诊的患者，在实践中验证所学理论，将中医前辈的经验传承下去。不忘初心，继续勤奋地工作，坚持刻苦学习，读经典、做临床，做到昼诊夜读，并勤于思考，勤于总结，把临床工作当成自己的兴趣，把工作当成事业来不断经营，把工作与实现自己的中医梦结合起来。埋头临床工作，默默无闻，爱岗敬业，奋斗上十年八载，坐热自己的板凳，守护好自己的阵地，学会吃亏，甘于寂寞，靠自己创造的良好工作环境和良好生态，借势向着自己更高的工作目标发展。只要做到下面这几点，你奋斗的中医事业就可以获得成功，这就是真诚、好学、勤奋、思考。作为一名中医人，欲做"明医"就要活到老，学到老，实践到老，总结感悟到

赵振兴临证心法

老。学习中医，没有几十年的奋斗和实践，没有在实践中得到的真知，即使你有了"名医"的招牌，病人也不会找你就诊，即便凭名号找你应诊也最终会因疗效不佳而另选择他医，你门庭冷落、脸上无光也是白受罪。正可谓："纸上得来终归浅，科研论文治不了病，熟知心肝脾肺肾，坐在诊室无人问。"而那些临床能看病，群众口碑好，遣方用药以少取效、以廉取效、以简便民，理论通，疗效好，人脉旺，社会影响广泛的一大批"明医"，才算得上真正的中医人。

二、读书宜择善而从

书本上的医学知识是前贤或同道的实践经验和体会，或为临床感悟，对读者来说这属于间接经验。间接经验可以启人心思，开阔视野，但是不可照搬照抄或死板硬套。作为一名中医临床工作者一定要结合自己的临床，择善而从，择善而用。通过多读多思丰富自己的阅历，如王伯岳先生所言："博览群书，触类旁通，择善而从，开卷有益，自然思路广阔而不囿于一家之言，这是治学之要。"众所周知，读书广博如蜜蜂采蜜，广采百家之精而酿之，取百家之长而集之。从事中医临床的医生要结合自己的临床工作实际读书，即要带着问题去读书，要善于将书中独得之处为己所用。特别要关注那些觉悟吾心之语，真正做到活学活用，并要在用字上下一番真功夫，参照应用，真正形成自己的诊治思路，还要坚持在实践中逐步完善，并经过长期的实践检验，渐渐形成自己的学术观点和学术体系。

我们中医人要努力成为一个爱读书之人，养成读书的习惯，不论工作多忙，身体多累，都要安排时间读书。时间集中就读经典，时间少就抢时间读点杂书。与书为友，与书为伴，不虚度生活中的每一分钟。读书可治愚，读书可开智，读书能充实，多读书大有益，乐在其中。以上谈谈我自己的读书一得，与君共勉。

三、做一个有智慧的中医人

人人都说学中医难，临床摸不到门路，遣方用药出手即效更难，难在何处呢？难在临床看病。有人认为，多读书，多背汤头歌，有了知识就能看病处方了。但事实上知识和智慧不同，知识是一个人脑子里装满了别人的想法和东西。现在的医生大多都是科班毕业，应付考试、拿个证书犹如笼中捉鸡，一抓就准，但是到了临床照本宣科、思维呆板、对号入座、不知灵活，往往效果差而无功，有时守株待兔，侥幸收效则沾沾自喜。遇到患者满脑子学问不知怎么用，常常苦闷。诊脉之后举目茫然，不知如何用药处方也。君不见某些有高学历的医生，自悖知识多、学历高，遇到难题又不愿意屈驾向同行中长者请教，趾高气扬，目中无人，骄傲自满，工作几年，凭一两项科研项目、科研成果，混了不少"学会"头衔，而成为所谓的"名医"。殊不知百姓看病只认你有无本事，能否给患者解决问题，不知情的患者往往认某些头衔，待接触后服药无效便转找别的医生，久坐门诊，心浮气躁而怨天尤人，门庭冷落。人们常说知识就是力量，但知识若不能与实践结合反而有时会误事。知行合一有作为，智慧是心灵深处能够聆听自己脚步声的活知识。习医之人，不论学历高低，只要放下身段，恭敬地向一切同行看齐学习，谁有长处谁就是老师。俗话说"三人行必有我师"，这个道理告诉我们谁身上有长处，我们就虔诚地拜谁为师，谁身上有缺点我们就自觉地引以为戒，不履其辙。接触患者不怕坐冷板凳，待人诚恳，低调做人，虚怀若谷，谦虚好学，对书本知识活学活用，尊重同行，善于取长补短，潜心临床，并能耐得住清贫和寂寞，做到昼诊夜读，向书本学习，向同行学习，向自己服务的对象——病人学习。越接触临床越感觉自己知识有限，保持谦卑、敬畏的心态而坚持读经典、做临床，学用结合，从不做纸上谈兵，发表论文言之有物，数据可靠，让人信服。还要不图虚荣，坚持临床，在临床上下硬功夫、死功夫，古为今用，注意传承，善于吸收一切有益的知识，并努力借鉴同行经验，在实践中不断创新。

学好中医，能成长为一名百姓公认、会看病的中医人，一定要有滴水穿石、百折不挠的精神方能修成正果。智慧中医人学习中医、实践中医，在继承上下功夫，在学习中继承，在继承中创新。头脑清醒，时时知道别人的长处，明白自己的短板，潜心临床，扬长避短，奋斗不懈。只要你默默无闻，肯下功夫钻研技术一二十年，不图名也会出名，百姓认可，同行承认，人气渐增而成为真正的中医人，这样的医生名副其实。默默无闻智慧的中医人是中医振兴的希望所在，智慧中医人更是那些不计名利的人，卑贱者中的聪明人，我辈当自勉之。

四、运用中医思维创造性地做好中医工作

现在医学日新月异，中医发展也大有成就，但中西医相比差别很大。作为中医人一定要在中医理论体系指导下进行创造性的劳动，在实践中要充分利用现代科学技术的一切检查手段，来延伸我们的感觉器官，进一步拓展望闻问切"四诊"以观察和探索生命密码和人体深层次的病理变化。通过借鉴古今医家的经验，在临床实践中进行认真的研究分析，寻找用药规律和证治思路，探寻情志致病的有效辨治手段，深入挖掘和总结望舌诊治心理疾病的客观指标，完善这一创新理论，将情志论学术思想完善并有效指导临床实践。在创新中医理论时，一定要坚持中医思维，千万不可让已有理论牵着我们的鼻子走。中医创新理论来源于中医实践，它脱胎于原有理论，既不是别人现成理论的翻版，也不是西医理论的改良，而是具有中医特色，具有中医优势，又有中医灵魂的新颖观点。它能有效地指导中医开展工作，同时又能指导其充分应用中草药资源，将文献有记载但人们不

赵振兴临证心法

熟悉或者应用很少的中草药，通过临床应用并赋予新的临床解读，探寻它的应用规律，减少和替代稀缺中药和贵重中药的使用量，让自然界一切能为人类健康服务的药物资源见天日、唱主角，保证中医事业年年有发展，代代有创新，这样复兴中医的宏愿就实现了。运用中医创新思维，创造性地做好中医工作，对振兴中医意义重大，有志气、有能力的中医人，我们要为实现这个宏愿努力奋斗。

五、临床医生要注意总结经验

作为一名中医临床医生，在应诊过程中，要书写好病历，要把"四诊"收集的资料记录翔实，还应把每一位患者在服药过程中出现的情况，在复诊时进行细致的记录，为患者留下一份完整的就诊记录，为医生留下一份完整的诊病资料，同时为了防止发生医疗纠纷保留一份不加雕饰的诊病依据，这样做可以为自己从医增加一道保险，又能为临床医生总结经验吸取教训提供一份真实的第一手资料。患者复诊时要把服药后的病情变化进行认真的记载，服药后减轻了，加重了，发生什么变化了，都要记录下来，客观地记录可以供日后反思参考。作为一名医生要做一个有心人，重视资料的收集，更要养成读书的习惯，做到昼诊夜读，不断临床，不断感悟。要温经典，查文献，联系自己的经验和教训进行总结，从中探索用药规律，读医书从启人心思处找出自己急需的资料供实践验证，做到每有心得即笔录于纸，素材积累多了，就可以动笔将其写出来。内容丰富者则可写医论，内容单薄者则可写医林小品，写临证一得，可不拘形式，为总结经验，形成完整的学术思想奠定基础。中医理论源于中医实践，中医理论要与实践相结合，临证之初要虚心向同行学习，向病人学习，更要向书本学习，做到边读书，边临证，理论与实践慢慢地进行印证与结合，并要潜心把老师传授的临床经验进行消化吸收，以疗效赢得门诊"回头客"。待接诊数年后，有了一定临床经验，要谦恭地对待同行和患者，在应诊过程中对病情的解释要实事求是，对同行的诊疗情况予以肯定，不可褒贬别人，抬高自己。对取得疗效的病历要客观评价，不可吹牛，要以平和的方药辨证施治，并时刻把医疗安全放在重要位置，警钟长鸣，不可粗心大意。即便认为是有把握的病证也要说话留有余地，用良好的疗效和真诚的服务赢得人们的信任。

中医理论来自千百年的医疗实践，它朴素而实用，古人的经验经过后学者重复验证和实践创新才会有生命力，才能有效地指导实践。不做临床工作，空读中医理论，不可能成为一名好医生，中医人要有工匠精神，对技术精益求精，对患者满腔热忱。热爱中医、实践中医，才能成长为一名真正的中医人。对于中医人来说，年轻者潜心临床，虚心求教，坚守临床，必有收获；年长者要弘扬中医，哺育后学，将自己的经验毫无保留地传授给青年中医。不论年轻医生、年老医生都要相互尊重，相互学习，取长补短，共同进步。只要我们能在实践中不断总结经验与时俱进，每一位中医人都会成为"明医"，成为一名百姓认可的好医生。

对医患关系的一些见解

一、防范医疗风险要做到警钟长鸣

我们这些当医生的人都有这样的感觉，上学期间，我们接受的教育是治病救人。但是参加工作、接触临床后我们才发现比治病更复杂的是处理好人与人之间的关系，比如说，如何与患者进行有效沟通并取得患者的信任。医患之间和谐关系的建立医务人员是关键因素。在选择报考学医专业之前很多家长也普遍认为学医艰苦，回报有限，前期投入很大，中医学子找个工作难。改革开放后医生被推向市场，由于政府投入不足，医院不得不自主创收，竞相添置大型医疗设备，增加检查收入，使原本彼此信任的医患关系渐趋紧张。现代医学检查手段的进步和趋利倾向的蔓延，使过度检查成风，非治疗药物大行其道，手术辅材被外资企业垄断，进口药物受宠，看病费用超出民众经济承受能力，百姓苦不堪言，法律提出规定"医疗事故举证责任倒置"也给医疗机构

赵振兴临证心法

带来了无形的压力，医院和医务人员为了规避风险也加大了检查力度。对于中医人来说，临证时对于患者单凭三根指头、一张处方已不能满足患者的诊疗需求，医生为了安全起见，也要掌握诊断数据，很多中医为了保险，放弃中医思维，而走上了中医西化的道路，采用中药加西药的治病方式，也增加了患者的负担，同时造成了中医特色淡化。很多医生认为，只要手中掌握着患者的诊断依据，这个责任就到不了医生头上了。在临床为了医疗安全，医生在诊断中如果碰上复杂的情况，一定要做好会诊。患者病情不同，即使同一种疾病也有不同的表现，而同一种疾病在不同的阶段，也会有不同的治疗方案，作为一名中医则要运用"四诊"手段，运用中医理法方药为患者提供优质服务。医生为了规避风险，一定要做好重症、难症的会诊工作，诊疗的患者要详细做好诊疗记录，以备考查和总结临床经验。医生的资历不同，诊疗经验、技术水平各异，患者有选择医生的权利，人们就诊"看西医认门，看中医认人"，西医凭检查数据说话，面对数据家属和病人一般多遵从而无话可说，而中医凭"四诊"断病，凭经验遣方用药。中医重视人文素质的培养，具备人性化的特点，多数患者对中医服务是满意的，医患关系相对和谐。但也常常碰上这种情况——有的人在服药过程中稍有不适就责怪医生。作为医生，特别是年轻医生，要尽量为患者做好解释工作，让病人理解中医，解释要尽量到位，言语要诚恳，用谦和的态度和不温不火的微笑来取得患者的信任。对于服药中出现的问题，若患者接触的是老大夫，出自信任，加上老大夫敢于担当，多数情况下大夫都能取得患者的配合。若患者遇到年轻大夫，因年轻大夫经验少，加之解释不到位，病人一说服药后出现不适，年轻大夫就不知所措而频改治疗方案，导致病人病情不见轻，常因不满意而积怨，影响医患和谐。还有一些人对中医调治期望值太高，特别是疑难病或者治不好的慢性病，经过较长时间的服药病情不大见效，而认为医生看病不尽力，从而牢骚满腹，引发医疗纠纷。也有在治疗过程中出现失误或发生差错后医生不敢担责，过分强调客观原因，加之处理失当，病人或者家属也不理性看待而产生医患矛盾。要知道医疗工作是高风险职业，疾病的发展和变化是不以人的意志为转移的，作为医生要在实践中磨炼，以虚心、虔诚的态度对待工作中的失误，从教训中取得经验，增长见识。如果一朝被蛇咬，十年怕井绳，治疗上就会缩手缩脚，遣方用药举棋不定，而失去良好的治疗机会。医生在疾病面前要沉着、大胆，要以自己的人格魅力和良好的服务取得患者的信任，共同战胜疾病；作为病人一方，要相信医生治疗疾病是尽力的，治病的过程也是实践的过程，医患配合方是双赢，与医生过不去，到头来吃亏的还是病人自己。所以防范医疗风险，一定要警钟长鸣，这既是维护医生尊严的需要，也是对患者负责。

赵振兴临证心法

二、古人"六不治"的现实意义

古代医家扁鹊认为有六种情况的病不能治愈或者难以治愈。《史记·扁鹊仓公列传》言："人之所病，病疾多；而医之所病，病道少，故病有六不治：骄恣不论于理，一不治也；轻身重财，二不治也；衣食不能适，三不治也；阴阳并，脏气不定，四不治也；形羸不能服药，五不治也；信巫不信医，六不治也。有此一者，则重难治也。"

我习医40载，长期与患者打交道，对"六不治"有一些见解和感悟。理解"六不治"的现实意义，对做好中医工作有所助益。一方面有助于医生尽心为患者服务，另一方面又可以尽量规避行医风险，保护医生安全。

骄恣不论于理者。在就诊的患者中有极个别的人骄蛮任性，有权有势，自以为高人一等，从不把别人放在眼里。这种人看病常常有人陪同，挂号不排队，拿药搞特殊，认为医生就应该专门为他们服务，稍有差错或服务不周就抓住不放。这样的人患病往往不好治，对这样的患者应当敬而远之。少数病人与医生见面先讲"你给我治好了病，我会如何如何感谢"等，对此医生要高度警觉，心态平和，一视同仁，尽心诊治并认真做好门诊记录。

轻身重财者。患者中有人贪图钱财，认钱不认命。这类病人常常计较医保报销，对医生的正常劳务费用不愿意缴纳，有时为了几元药费来回更改医保信息，医生如果不同意更改医保信息则耿耿于怀。这样的病人对医生传递的正能量信息接收不完全，服药效果常大打折扣。作为医生一定要遵守医保规定，不可违规满足这类患者的不合理要求。

衣食不能适者。个别患者疑心重且不遵医嘱。如部分患者服药同时饮食不节、打牌熬夜、嗜烟喝酒等；还有个别患者粗通医理，对医生所开处方在网上逐一对照，疑心重重，过于挑剔，难以与医生配合。这种患者服药效果多半不理想。作为医生，对上述病人一定要耐心地指出影响其疗效的原因，并告知遵医嘱的重要性。

阴阳并，脏气不定者。在就诊的病人中有这样一类人，即有病不就诊，小病扛，大病拖，常使小病拖大，大病拖重，待就诊时常常病已成，脏腑紊乱。若属气血失调者尚可救治，但需待时日，久久为功；严重者五脏衰，气血乱，积聚成，终成难治之疾而命难保也。对此类病人要嘱其戒除一切不良嗜好，予以综合调治，扶正祛邪，可收"带病生存，带病延年"之功。此类难治疾病的患者往往有强烈的求生欲望，虽属难治类慢性病，但病人及家属一般会全力配合。只要医生尽心尽责，结局一般较好。

形羸不能服药者。在就诊患者中有人年事已高身体极度衰弱，或肿瘤晚期因过度治疗而致身体羸弱不堪，或脾胃受损不能进食且不耐药力的，或病危重已无回天之力，均属此类病人。上述情况，若家属和病人有意愿接受中医调治，可给予中药小剂量先恢复胃气，胃气渐复或稍能进食、喝药者常可维持数日或数月，也有少数病人因正气复、阳气返而恢复健康。这种情况医生要向家属如实、准确地交代病情。

信巫不信医者。即有病不求医而信奉鬼神迷信的人。此类患者即便求治方药，疗效也受影响。对这类病人可以适度加以开导，心病还要心药医，身心同治常收疗效。

三、做好危重病人的心理护理很重要

据《中国新闻周刊》载文称：在中国医院，家人和医生都没有意识到病人的心理痛苦和感情需求，医院没有配备专业心理医生，病人完全得不到援助和精神药物治疗。与中国医院不同，美国医院对危重病人的情志心理护理做的好得多。这符合身心联动的医学模式，也符合人道主义精神，而且西方学者研究证实，得到心理护理的病人情绪更加稳定，态度更加乐观、积极，身体疾病的治疗效果也会更好，恢复速度也更快。医疗团队中配备的心理医生根据患者的情况提供精神类药物。很多医院还配备了专门同病人进行交谈的谈话专家，同病人坦率地讨论病情，了解病人的情绪、对治疗方案的考虑和对余下的生命安排，其结果往往是患者走得比较平静、清楚。

作为一名中医工作者，我读完这则信息后感触很深，

也想了很多，多年来在行医过程中我按照医生应"治疗有病之人，帮助困难之人，安慰烦恼之人"的要求，对身患绝症的病人和临终病人，我都尽心做到身心同治，用"话疗"治其心病，用药物治其身病，让那些即将与人间告别的患者感到医生和家人对他们的关心、关照和爱护，让他们对生老病死自然规律有个清楚的认识。医生面对这样的病人不能放弃自己的责任，与其交谈时要注视着他们的脸，注视着他们的眼神，要体谅他们的痛苦，理解他们的处境，要让病人真切感觉到社会和家庭的温暖，以及医护人员的真诚帮助和关护。在临床上我们只要能对危重病人进行心理调护，这样的病人都能平和地看待死亡，从而获得信心和勇气顽强无遗憾地走完人生的最后旅途，很多病人都是含着微笑平静地离开人世。

我们中医人志在"济世救人"，我们中医的社会责任就是通过我们的工作岗位，通过身心同治，帮助众多患者摆脱疾病的缠绕，战胜病魔，恢复健康，或提高生活质量，提升与疾病抗争的勇气和力量，坦然地面对困难和病苦，做一个有健康心态的人，对由于不可抗拒的原因而濒临死亡的患者，医生要用自己温暖的手去拉住病人的手，用热情的眼神送他一程而相互不留任何遗憾。医生要在与患者的交往中，站在职业的高度，用委婉的话语去温暖病人的心，去宽慰病人的心，让郁闷之人恢复乐观，让有病之人早日恢复健康，让死者安详，同时

赵振兴临证心法

也让患者家属通过我们有温度的工作，看到人间真情。"话疗"＋"药疗"＋"真情"的有机结合，就会让社会上越来越多的人理解和信任中医、喜欢中医，同时又能展现我们中医人的人格魅力。

医学人文知识漫谈

一、从特鲁多医生的铭文想到的

在美国撒拉纳克湖畔安息着一位名叫特鲁多的医生，医生的墓碑上这样写道："有时，去治愈；常常，去帮助；总是，在安慰。"这段"铭文"向人们清楚地表明作为一名能为患者解除病痛的医生，在面对众多患者纷繁复杂的病情时，所应当秉持的心态和姿态。这句"铭文"讲的道理与临床实际十分相符，很值得为医者细细品味。

首先，作为一名医生要清楚地知道，任何治疗措施都是有局限性的。再高明的医生也不是万能的，世上根本没有包治百病的"神医"，也没有看病出手即效而无任何失误的医生。医生的经验不同，对问题的认知和见解也不尽相同，面对纷繁复杂的病证，医生对少见或未知的疾病基于理论和实践也有一个探索的过程，出现一点失误和差错也是难免的，所以医生的职业需要高度的责任感、有爱心和担当才能应对正常工作。医学是在不断探求诊治规律和不断总结临床实践经验的基础上发展和完善的。从现实情况来看，即便是医学专家，对疾病的治疗也不会完美无缺，经验也是相对的。行医几十年的老专家也不会包打天下，他们会谨慎、认真地对待每一位求诊的患者，用技术和人格的魅力为患者送去健康和希望。

其次，医生要意识到"帮助"和"安慰"对于患者的重要意义。自然界有四季变化，人类也有生老病死，这都是自然规律。人体衰老更是不可抗拒的，即便懂得养生、医疗条件好、营养全面样样占全，也仅仅是延长寿命而已。医生除了运用自己所掌握的技术治愈一些疾病，使部分患者恢复健康外，对于其他患者更多的是提供医疗帮助和安慰，这本身也可算作是治疗与调护的形式。对于一些难治疾病，医生如果能通过自己的服务让患者感受到春天般的温暖，从而建立与病魔抗争的信心，提振活下去的勇气，也是一件值得鼓舞的事。

再次，作为从医者要多一些对生命的敬畏。人命至重，贵如千金，患者以生命相托，因而医者的责任重于泰山。医生要有担当，要视患者如亲人，对就诊者必须高度负责，用满腔的热情和精湛的医疗技术帮助病人。对已患病之人要千方百计予以调治，还其健康的体魄、稳定的生命状态和良好的生活质量；面对那些因不可抗拒的原因或因自然规律而挽留不住的患者，医生则要尽同胞的责任，像对待自己的亲人一样去尽心医治、给予关怀，让其舒舒坦坦地走完人生的最后旅途。医生的全部工作就是要全心全意服务于患者，对技术精益求精，对待患者真诚热忱，用热心去温暖每一位患者的心，真诚地去救治患病之人，帮助困难之人，安慰烦恼之人，真心诚意做好医生这份功德无量的工作。

此外，作为医者还要多一些对职业的自省。正如孔子所言之"吾日三省吾身"，医生群体更需要对职业本身作自省。对于中医人来说，在实际工作中要打消科学至上与技术崇拜所产生的手术万能、药物特效等观念，要设身处地去考虑患者的难处，一切影响患者生命和生活质量的检查以及治疗措施都要尊重患者的意见，在患者知情的前提下谨慎地开展，同时还要引导患者理性地看待治疗方案和承担必要的经济费用，避免过度检查和过度治疗。尽量节省有限的医疗资源来普惠众生。相信基于这种理念，我们能很好地应对医疗实践，并在患者理解和支持下做好医疗工作。

总的来说，中医治病重视身心同治，重视情志因素对疾病的影响，并且推崇以人为本的理念。尊重和敬畏生命应该成为我们中医人行医的基本原则，要善待患者、言语温和、态度恭谨，用简、便、廉、验的技术优势取信于社会和民众。治愈是理想和最佳目标；帮助无处不在，是必须做好的本分；安慰鼓励要贯穿整个医疗过程。三者相互关联，相辅相成，这就是我们医生工作的全部，

赵振兴临证心法

若常思、常想、常说、常做，其功甚宏矣。

二、中西医并存是国人之福

纵观中国医疗行业，西医后来居上，已牢牢占领了医疗阵地，特别是在大中城市，西医以精确诊断、让人信服的诊断数据、广泛开展的手术治疗，以及急诊抢救和衰竭机体的支持疗法，加之由上而下独占医疗卫生系统的话语权，经过几十年的努力，已成为中国医学之主流。中国医学之根，古老的中国医药学，她曾经为中华民族的繁衍昌盛做出过巨大贡献。由于众所周知的原因，中医整体走了下坡路，国家财政偏重西医，几十年来对中医的投入不足，学院教育的西化，中药材质量的下降，中医院特色弱化，中医成才周期长，加之中医院校毕业生就业难等诸多因素，造成中医药学整体营养不足，传统中医队伍青黄不接，后继乏人、乏术。虽现在国家重视，但激活中医能量、展现中医活力尚需时日，由于中医药学深深植根于中华五千年传统文化之沃土，加上国人从感情上亲近中医，众多民众对西医的弊病有了切身之痛，经过痛苦的反思后渐渐回归中医。加之国家中医法的颁布，国家政策向中医倾斜，国医堂遍布城乡，中医药的运用使民众受益，中医养生热一浪高过一浪，中医药以绿色、无创伤和少见不良反应为特色为大众认可。社会承认中医，中国医疗离不开中医已成主流共识。百姓亲近中医、回归中医已成自觉，中医在诊治疑难杂病、情志病、妇科病，肿瘤术后的中医调治、养生保健、抗衰延寿诸多方面展现了强大的能量、潜力。在医疗行业中，中医与西医同行相互尊重，相互理解，相互配合，共同为国人的医疗保健做贡献，为国家现代化建设提供强有力的健康保障，我国人均寿命逐年提高，在发展中国家名列前茅。但是我们看到，中西并存是我们国人之福的层面下，还存在着一股暗流，有一些受到西方医学影响的人，念了几天西医，拿了个洋文凭，就忘了自己的根在中国，喝了几年"洋奶"就被西方人洗了脑，把中医药说得一无是处，甚至对中医不屑一顾，以某些所谓的先进检查设备唬人，诱骗民众过度检查、过度治疗，参照西方标准和治疗路径对某些疾病过度夸大其危害性，让百姓无所适从，民众除了受疾病的折磨外，连捞根中医稻草的希望也被这些西医给打消了，凭空增加了百姓对中医接受的难度，当这些受害百姓明白了怎么一回事儿时，已经后悔都来不及了。

我从事中医工作 40 余年来，认识和接触的西医同行，甚至知名西医专家，他们大多数对中医、西医的长项和短板均很明晰，将不适合西医治疗的疾病主动介绍给中医，并支持和鼓励病人接受中医治疗，千方百计替患者着想，受到患者赞赏，让我也感受到中西医同行是一家人，理应相互尊重，取长补短。事实证明只要我们守住中医阵地，突出中医特色，有能力为患者解除痛苦，西医同行也会刮目相看。如果中医特色不突出，治病离不开西药，不中不西，这样的中医大夫，西医同行和病人是看不起的。作为一名中医人，要尊重西医同行，对西医确诊的某些疑难病，要大胆地运用中医思维进行综合调治，扬中医之长，避中医之短，做到扬长补短或扬长避短，与西医同行相向而行，中西医配合，共同为民众健康服务，这样百姓受益，中西双赢。医疗行业的现实告诉人们，国家存在两种医学是国人之福，西方国家享受不到这种福分，中国的西医与外国的西医是不同的，中国人的思维方式与外国人的思维方式是有明显的差别的，中西配合，守住中国传统文化之根，相互配合，相互学习，共同进步，泽被民众，那才是真正的国人之福矣。

三、人后多夸别人好有益处

人在社会上生活，谁也离不开与人交往，关起门来过日子、与谁也不来往的人可以说没有。人人为我，我为人人，才维系了社会这架大机器的运转，可以这样说："人离开了人们的帮助将会寸步难行。"作为医生，由于工作关系，我们要不断地与社会上形形色色的人接触，并建立医患关系。一个医生的人脉与其医德、医术、人格密切相关，找你看病的人或闻知你的医术，或欣赏你的人格，或愿意找医生进行思想的交流和沟通，通过接受你的治疗减轻病痛或恢复健康，这就是人们常说的那句话："人以群分，物以类聚。"什么样的人，与其能打交道的必定也是什么样的人。

在现实生活和工作中要知道再好的人也有人说不好，工作再好也有不尽如人意的地方，再不好的人也有人与其为伍，也有人欣赏。我行医数十年后才发现人这个高级动物很奇怪，有的人与其相处或共事多年相互之间不了解，有的人初次见面又觉得在什么地方曾见过面，有的人常把别人的长处和优点挂在嘴上并表示欣赏，有的人总是把别人的短处和不是挂在嘴上，好像除了他自己外谁都不行，不论老少谁也不好。正如俗话所谓"人前话不是的，必定是个是非之人"。我在与人相处时多留意学习别人的长处，注意欣赏别人，并见贤思齐，做到扬长避短或扬长补短，逐步学会与人共事、与人相处，通过自己的努力为自己创造了一适合自己工作和生活的良好环境，使自己可以心情舒畅地工作，并与人们建立了和谐的人际关系。我的做法是：对年长者恭敬之；对同事尊重之；对年幼者呵护之；对弱者善待之；对强者逊让之；对小人敬而远之；对恶人时时防之；对是非之人尽量躲避之；对诽谤别人者绝不顺之、随之；埋头做好自己的本职工作，不在公众场合与人争论或争辩；受到表扬不骄傲；受到批评正确看待，不闹情绪；好事谦让之，吃亏之事不推之。诚信待人，用踏实工作、与人为善、干一行爱一行、干什么就把什么工作干好来取信于人，赢得人们的理解和承认。在接诊时尽量做到专心、热心，一切为患者着想，不论是干部还是群众、是城市

赵振兴临证心法

的还是乡村的、熟人还是陌生人一视同仁，都热情地提供优质服务，在看病过程中做到说话得体，从不褒贬任何同行，当有人涉及闲言碎语或反馈同行嫉妒之词时，做到多听少说，尽量多夸别人的长处，并对同行表示公开的欣赏，让说是非之人从此失去市场。在人前，或会议上当着同行或领导的面可公开表达对某些问题的看法，做到"言而当，默而当"，私下绝不议论或犯自由主义。对诽谤之言词可以不应战，也不必澄清，这样事实胜于雄辩，反而有利于自己。在与人交往中多向别人学习，多欣赏别人，多夸别人好，对别人取得的成绩点赞大有益处，在佛学中称之为"同喜布施"。赞赏别人的话即便有人进行传播也无妨，当某些对你不了解或者充满嫉妒心理的人知道你尊重他，而不是冤冤相报，贬低他时，相信他也会心头一震，从而逐渐收敛他的不当行为，在今后的交往中彼此会和平共处的。

一个人只要站得稳，行得正，保持一颗向阳的心，身上充满正能量，心存善念，多行善事，保持初心，不被世俗名利困扰，堂堂正正做人，一定会受到人们的喜欢、理解和支持，工作一定会做得很好。有大心胸之人关注的是自己崇高的职业，是不会在意别人的品行的。大心胸之人必有大成就。你把平凡的工作做到极致，就是成功者。人要用闻过则喜的心态来面对纷繁的世界。干好自己的工作，做自己喜欢做的事情，过好自己的日子，在人背后多多赞赏别人，多夸别人好，很有益处。

对于人们对自己的批评和建议要尽量吸收有益的成分，而不断完善自己，正如京剧名家梅兰芳先生所说："说我孬者，乃我师也。"

四、缓和医疗是对每一位生命的敬畏和尊重

据《人民日报》2016 年 12 月 15 日报道，截至目前，我国老龄人口已超过 2 亿，晚期癌症、老年痴呆、高龄衰弱等慢性病已成为死亡的主要原因，但是人们对"缓和医疗"仍十分陌生。世界卫生组织提出的"缓和医疗"三条原则是：重视生命并承认死亡是一种正常过程；既不加速又不延缓死亡；提供解除临终痛苦和不适的办法。

缓和医疗不主张采用令人痛苦的有创救治方法，而是用吗啡、心理疏导、音乐疗法、芳香疗法等解除病痛和不适。如果重症监护室一天费用为 1.5 万元，那么，采用缓和医疗服务的病人一天费用大约只需要 1500 元。这对于身负死亡率、病床周转率、科室盈亏率等指标考核的医院来说难以接受。推诿生命末期病人，关闭缓和医疗病房，因而成为首选。

在文化相近的其他亚洲国家和地区，有一些很好的经验。亚洲首先采用缓和医疗的是日本，纳入医保后，大部分日本人选择通过缓和医疗步入死亡。我们的台湾地区也将其纳入全民健保，当医生判断末期病人生命只有 6 个月时，就会启动法律程序，病人预立医疗遗嘱，

赵振兴临证心法

放弃有创抢救，进入安宁疗护阶段，然后音乐治疗师、营养师、临床心理学医师等会介入，彼此配合，使病人得以平静祥和地离去。

在中国，每年有270万癌症患者死亡，他们花掉了毕生70%以上的积蓄，占去了国家20%的卫生总费用。如果提供缓和医疗服务，他们家庭的负担会大大减少，能节省大量优质医疗资源，并能实现少痛、体面而有质量的"尊严死"。对于走向深度老龄化的中国来说，这不仅是医疗体系发展所需，更是对每一个生命的敬畏和尊重。

（本文引自《报刊文摘》2016年12月21日第四版《中国每年270万癌症患者死亡，治疗花掉超七成积蓄》。）

五、胸怀大志者成

胸怀大志，对一个人的发展来说是很重要的。只有胸怀大志，才会通达顺利，才会有发展，但是一定要坚守正道。也就是说，一个胸怀大志的人，应该以天下为己任。

胸怀大志的人，在条件不成熟的时候，不轻举妄动，以免过早暴露自己，打草惊蛇。过早暴露自己的志向和才干，很可能成为众矢之的，从而受到伤害。低调做事不是畏缩、胆怯、逃避，而是等待时机。一个有才干、有志向的人，在无职、无权的情况下，不要争出风头，最好埋头实干；也不要过于刚直，处处显示自己。

一个胸怀大志的人，已经崭露头角，被人发现，但还没有登上舞台，这时候能够结识贵人是有利于自己发展的。若这个贵人了解你、赏识你，你就会得到提拔和帮助，才会有利于进步和发展。

　　胸怀大志欲求发展者，就必须兢兢业业地工作，一刻也不能松懈，同时要事事小心谨慎，否则，小小的一点失误很可能毁掉其前程。对于一个有志向、有才干、正处于上升阶段的人，要知道，不知有多少双眼睛在盯着你，有人在审视，有人在考察，有人在嫉妒，有人在嫉恨，有人在投井下石，更有人鸡蛋里面挑骨头。

　　人生旅途，有进有退。退，是为了巩固自己的阵地，巩固已经获得的成就，以利于再求进取。如果看到进取的条件不具备，或环境对自己不利时，闪避一下是有好处的。记住是"避"不是消沉，是一种为人之策略。

　　胸怀大志之人，当你有了巩固的阵地或为之奋斗的事业时，在大展宏图时，一定要通过自己的工作业绩来得到领导的信任和重用，同时要团结同事，与志同道合者共同打拼，形成团队，这样更有利于自己的发展。

　　胸怀大志之人，在事业成功之后，一定要戒贪，不要贪求身外之物，凡事要有节制，不可走极端，不可忘乎所以。要知道天外有天，人外有人的道理，量力而行，见好就收，就可避免失败。做事有始有终，按照"天道循环"的规律办事，就会吉祥平安。

赵振兴临证心法

医林杂谈

为了将自己读书临证点滴感悟告之跟师学习的弟子、学生们，诊余将体会或只言片语随时书之以免遗忘而失录。有时候趁精力允许想到哪里就写到哪里，问题不拘形式，文辞近俗，接近白话口语，信手拈来，书之成篇，常使习医者眼前一亮。这些临证随笔顿悟和读书之偶得，或人文知识之点滴，言之有物，贴近实际之随笔虽俗但不失中医之理，望弟子、学生们录存，算作茶余饭后之"点心"也，慢慢品味择善而从之。现取杂谈七则供欣赏。

一、医生是病人的胆

俗话说："医生是病人的胆。"此话道出了一句真理。余步入医林后无数事例使我对这句俗语有了深刻的感悟，它随时提醒我多为患者壮胆，帮助病人消除恐惧心理，正确认识和看待所患疾病。不能因医生的不当言辞而增加病人的思想压力，要知道人患病之后大多心理承受能力弱，特别是身患绝症之人，更加如惊弓之鸟一般，一点风吹草动就食不香、夜难寐，犹如世界末日到了。作为一名医生要有战胜一切疾病的气势，打铁先得自身硬，医生诊治疾病除了掌握技术之外，还要有胆识和谋略，医生身上要积聚正能量，有战胜疾病的强大磁场。医生要通过言谈举止给陷入迷途的患者指明方向，为身患大病之人留下生存的希望。

医生要通过亲切的话语、恰当的鼓励、坚定的信心和精心的辨治，还病人一个健康的心态，从而使患者情愿把贵如千金的性命托付给自己信得过的医生。在病人的心目中医生就是患者的救命贵人和依靠。一些危重病人见了医生就像在茫茫的大海之中捞到了一根救命稻草那样，看到了活命的一线希望。作为医生经过自己的辛勤劳动，真正让患者信任你，依靠你，放心地接受你的治疗方案，这样就可以精神变物质，物质变精神，点亮患者心灵深处那盏活下去的灯，让其正确对待病痛，愿意与医生配合进行有效的治疗。每当遇到思想包袱较重的病人，我都用毛泽东的话语进行鼓励："我们的同志在困难的时候，要看到光明，要提高我们的勇气。中国人死都不怕，还怕困难吗？"医生的人格魅力、坚定的话语和有效的治疗可以使很多绝望的病人重新恢复生命的活力，建立抗病的信心。很多人经过长期的治疗和调理恢复了健康，也有相当一部分病人对生老病死有了清醒的认识，配合治疗减轻了病痛，提高了生存和生活质量，在家人和社会的关怀下，毫无遗憾地走完了人生的最后旅程。所以有人说："医患关系是人世间最崇高、最亲近的人际关系。"在某种意义上讲，医生的确是病人的胆、病人的亲人和生的希望。医生要用心，依靠和运用中医疗法，依靠坚定的信心和抗病勇气，让患病之人焕发和激活强大的精神力量，恢复健康的心态，走出病魔的缠绕和折磨，迎来心中明媚的春天。

二、医生看见病人亲

医生这个职业是社会上三百六十行中最平凡的工作，把它做好也是很不容易的。他服务的对象是躯体和心灵患病的人，是直接与人打交道的。做好这项工作不但要靠技术，还要靠耐心和热情，同时还要投入感情和付出心血。当医生的还要一辈子与书结缘，当一辈子医生看一辈子书。把医务工作做好是件很难的事情，让一位患者满意容易做到，让所有患者满意很难做到，一辈子做这一个工作并受到患者的信赖和理解更是难上加难。参加工作40多年，我靠热情、热心和技术，同时满腔热忱地对待每一位找我就诊的患者，看见病人心里待见他们，视患者如亲人，投入了感情和心血，逐步地做好了这件事情，得到了社会的承认和患者的信赖，由一名普通的医生成长为省会知名专家，被患者誉为"百姓的好医生""人民的好医生"，荣获数十项荣誉称号，并多次受到党和国家领导人接见。

我外祖父是一名老中医，三代行医，在民众中有很好的口碑，我自幼耳濡目染，受到家庭的影响，上小学时对老人诊病开方很感兴趣。随着年龄的增长，目睹农村缺医少药的状况和家人患病后求医之难，梦想有朝一日当个医生为天下人解除病痛，抱着这个理想20世纪70年代放弃仕途，有幸进入大学走上了学医之路。在学校和实习阶段，老师们爱岗敬业和对待患者的优质服务对我影响很深，同时我也从老师身上看到了医生职业的崇高，从而更加明确了服务方向。毕业后不久又赶上参加支援唐山地震灾区的第三批医疗队，灾区的工作是我人生中一次深刻的历练，让我对生死有了深深的感悟。人们畏惧死亡，渴望生存和健康，给了我重要的启示，这就是生老病死一般人都能理解，但是患者心灵创伤的修复，还得依靠医务人员感情的投入和思想的交流。在唐山灾区工作期间，在同行们的帮助下，我通过所学的中医技术为不少病人解除了病痛，用中药还治愈了1例肺脓疡和1例阑尾脓肿术后高热不退的患者，得到了人们的好评，赢得了患者的信任和患者家属的关怀。他们拿出最好的食物招待医生，让人感动。我与灾区人民建立了友谊、增进了感情。当医疗队离开唐山时当地的很多病人家属赶到车站为我们送行，按照医疗队的纪律我们离开时不得给灾区人民添麻烦，离开日期没有对外公布，不知道灾区的人们是怎么得知的，很多患者家属带着礼品赶到车站时列车已经开动了，我们只能隔着车窗含着

赵振兴临证心法

热泪与送别的人们挥手告别。地震灾区的医疗服务经历使我明白了一个朴素的道理：医生要身心同治，良好的技术加上春天般的温暖，才能获得良好的疗效，医生要密切与患者的联系，对病人有亲切感，才能把这平凡的工作做好，医生只要对这项工作尽心尽责，全心全意并投入感情就能把医疗工作做到极致。正如中国服务文化研究会创始人陈步峰先生所说的那样，用技术为人民服务可以达到良好；服务工作用心去做可以达到优秀。我作为党和毛泽东教育成长起来的医务工作者，时刻不忘初心，不忘党的培养，抱着感恩的态度对待工作、对待每一位患者。行医实践使我真切地体悟到一条真理，这就是作为一名医生，当你面对患者时能把年长者视为父母，把年龄相近者看作兄弟姐妹，把年幼者当作自己的子女，那你一定是个好医生，一定会受到人民尊重，得到百姓认可。医生心里一定要装着患者，千方百计为他们着想，不论在门诊或在病房都要用心服务，一切服务于病人就可以得到患者的认可和支持。患者的口口相传胜过广告宣传，病人会越来越多。参加工作40多年来，我接诊患者超过40万人次，丰富了临床实践，积累了临床经验，为中医积聚了旺盛的人气。突出的中医特色、良好的中医服务和充满正能量的中医就诊环境是我这个中医人在中医前辈的指导、教诲、帮助下，用热心、汗水换来的。我与患者们建立了深厚的感情，创造了和谐的医患关系，用炽热的心换来了人民的广泛理解和信赖，为中医事业开辟和创造了一片具有良好中医生态的阵地，通过这片中医生态园为千百万患者送去了党和政府的温暖和关怀，为中医赢得了良好的信誉，我可以自豪地告诉人们：中医人看见病人亲，这一条是我努力做好中医工作的不传之秘密。

三、粗心大意害死人

20 世纪 70 年代，当上医生后，因一件医疗差错让我对父亲的那句"做事一定要细心、谨慎，粗心大意是会害死人的。"有了更深刻的理解。大学毕业后为了增加临床实践，我放弃中午休息时间常常骑自行车到病人家里，给行动不便的患者进行针灸治疗。一次在给一位梁姓老人扎针治疗时，因为粗心背上一根针未取下，阴差阳错地将针滞留在背部穴位上。老人扎针后总觉背上针眼疼，家人也未在意，直到次日才发现一根针忘记取下了。老人和他的家人虽然没有责备我，但我感到很内疚，并向老人和他的家人表示了歉意。为了记住这次医疗差错的教训，我把这支弯曲的针灸针别在一张厚纸上，并写上造成差错的时间、地点，在纸上我写上"粗心大意害死人"并把它放在书架上。30 多年过去了，这支锈迹斑斑的针灸针还被我收藏着。几十年来每当我接诊患者或者为患者实施治疗时，我都保持"如临深渊、如履薄冰"的心态，认真谨慎地操作和诊治，生怕出现差错。为了当好中医，接触病人时脑海里会时常响起父亲的嘱咐，

赵振兴临证心法

认认真真做好每一件事，尽量做好为患者服务的工作，通过优质服务让患者满意。医司人命，责任重于泰山。"粗心大意害死人"这句话常常念叨确有益处。

四、对中医"治未病"要有正确的认识

近年来随着人们健康理念的转变和对中医的重新认识，"治未病"成为中医治疗机构的宣传重点。社会上打着"治未病"旗号开办的养生机构如雨后春笋，"治未病"成为一种时尚说法。据了解，某些"治未病"机构把营利放在首位，过度地将一些辅助治疗的措施进行夸大宣传，使人们在防治疾病方面无所适从，在社会上造成一定的不良影响，对做好"治未病"工作产生了一些负面效应，亟待整顿规范，使这项利国利民的事情做好做大，造福于民众。中医"治未病"应重点放在亚健康人群无病防病上，对患病人群应将"治未病"的理念贯穿于整个治疗护理的全过程，进行统筹安排，做到既病防变，截断病势，并综合权衡治疗方案的利弊，做到兴利除弊，以最佳方案为患者提供服务，这样既节省宝贵的医疗资源，又减少药害，一举两得。要充分挖掘传统中医文化中行之有效的养生知识，在民众中推广和普及太极拳、八段锦等传统养生文化遗产，让这些内外兼修、形神合一、动静结合、上下相随的优秀健身项目泽被民众，全面提高中医健身水平。要重点宣传中医养生知识，让中医"治未病"的理念入脑入心，这对建设健康中国

有重要意义。

"治未病"的理念要体现在人生老病死的全过程中，在每一个环节都能体现中医特色，提升中医健康教育水平，普及中医养生理念，引导人们正确认识和看待人的生老病死规律，尽力做好高龄老人的中医精神护理和临终患者的人文关怀，使人们能乐观地面对生老病死，尊重白衣天使的工作，维系好人世间最有人性温度的医患关系。尊重生命，重视健康，把防病放在治病之先，应成为全社会的共识。

五、要正确看待体检

当下人们对健康越来越重视了，健康意识逐渐增强了，定期体检已成为城市人们的习惯。随着市场经济的发展，医疗机构看到了医疗体检的巨大商机，体检机构遍地开花，制药企业与体检机构成为命运共同体而共生共存，其内幕不得而知。

作为医疗行业的从业人员要客观地宣传体检，并对体检结果进行综合评价和分析，帮助患者进行正确的调理和治疗。很多人因不明白正常体检的意义，发现一点异常就过度反应，频频就医，过度治疗而造成危害。对体检发现的问题不可大意，但也不可过分紧张而乱了方寸，拿体检不当回事不对，拿体检过分当事也不妥，要重视检查结果，真正做好自身的健康管理，正确看待自己的健康状况，走出体检误区。人们讲有病早防早治，这个道理一点也不错，早防不是滥用药物和保健品，早治也不是乱治。

作为一名医务人员要根据患者的情况，提醒患者做一些必要的检查，并根据体检报告提出合理建议，从饮食、生活习惯入手进行指导和必要的干预。高龄老人，饮食睡眠基本正常者，我不主张频繁体检，可以有针对性地做必要检查，尽量避免创伤性体检项目。对70岁以上已患多种慢性病者，最好不体检或少体检，以中医调护为主，只要老人能吃能睡精神好就不必去体检，"带病生存，带病延年"是正确选择。人进入老年后生活质量、生命质量不下降，不因过度治疗而降低，这本身就是对生命的尊重，正如俗话所谓："七老八十少体检，心态平和三顿饭，体检知道得了病，寝食不安添麻烦。"话虽俗，但确实为人生经验。

六、对保健品不可迷信，有病求医是正理

现在人们生活条件好了，加上广告宣传，很多老年人或多或少都服用过某些保健品，轻者耗费钱财，赚个心理安慰，重者迷信保健品，耽误正常治疗造成延误病情，致使病情加重，甚至危及生命。

人的体质不同，经济条件各异，需要服用保健品者一定要在医生的指导下服食，千万不要乱购滥补，以免花钱找罪受。现在人们生活水平提高了，多数人不必购买保健品，即便是体弱之人，通过饮食调理就可以了，

也不必花钱买保健品服用。

七、跟师学习恭敬谦逊的态度很重要

跟师学习是中医成才的必要途径，也是提高临床诊治技术不可缺少的机会。师带徒更是中医薪火相传的成长之路，正在院校学习的同学们参加临床见习，或毕业前的实习，参加工作后的临床进修，或短期临证观摩学习，对后学者来说都是提高临床水平的重要一步，机会难得，机不可失。跟师学习也算是一种缘分，后学者一定要对这件事情重视起来，千万不要失去宝贵的学习机会。跟师学习时对带教老师要尊重，尽心照顾老师的日常生活，维护好诊室环境，在老师聚精会神诊病时不可提问题，不可拿书本知识去套老师的用药思路。后学者要做到眼勤、手勤、腿勤，对老师答疑解惑的话语要牢记在心，或有言必录，课下再回忆补充完善。跟师学习时对老师恭敬尊重是前提，只有虚心学习才能有收获。学习中医前辈经验，没有谦逊的态度不行，不用心学习也不行，侍诊不按时上班更不行，只有潜心领会，细细感悟，随学随录，课下可将所学所见所感悟的知识进行归纳总结整理并消化吸收，在实践中验证完善，才能学有所得，临证遣方用药有所遵循，临证水平才能不断提高。

临证用药心得

一、牡蛎为益肾壮骨之良药

牡蛎为临床常用中药，临证习惯用之，但牡蛎为益肾壮骨之良效则医者往往不知，而将其功湮没。恩师刘景兰先生行医数十年，对常用中药熟记在心，遣方用药如数家珍，信手拈来常收奇功。记得在 20 世纪 70 年代跟师学习期间，恩师曾治疗 1 例颈椎骨质增生的患者，先生以牡蛎为君药，辅以芍药甘草汤收效。目睹这位患者患颈疾日久，服遍中西药少效，而先生仅以中药三五味，服之即收效，甚感不解，故在诊余向先生请教，先生细细告之："人之筋骨乃肝血滋养方可筋舒血畅，活动自如。今颈椎患病，筋失血润，骨失荣养，骨失质密，骨赘生长而出现肩背酸痛、上肢麻木等症，故选芍药甘草汤柔肝养血，缓急止痛而症减，但骨失荣养则需益肾壮骨为治本之策。牡蛎为益肾壮骨之佳品，临证应用确有壮骨益肾之殊功。该药为强壮骨节之物，能益阴敛阳，交通水火，可激活阴中之神气，故用之可收效。"先生根据数十年临床经验认为牡蛎性寒质重，可入肝肾经，能熄肝风，泻肝火，滋肾阴，壮养骨，除眩晕，尚能引血下行，其功临证不可不知。恩师一席话使我受益匪浅，也为我学习使用中药、提高疗效开启了思路。经恩师指点，我在自己独立应诊后通过无数病例的验证，对牡蛎益肾壮骨的认识不断深化，其功效不断得到验证，现予以实录，供后学者参考应用。

我临证凡遇骨质增生或老年骨质疏松症时常在应证方药中重用或加用本品，其用量为30～60g，未见不良反应。常规治疗方剂及加减法如下，处方：牡蛎30～60g、炒白芍30g、赤芍15g、生甘草10g，水煎服，日1剂。若颈椎骨质增生加葛根20g、姜黄6g、桑枝15g、羌活6g；若腰椎骨质增生或椎管狭窄加骨碎补10g、狗脊20g、苍术10g、土元6g；若膝关节骨质增生加骨碎补15g、皂角刺15g、鸡血藤30g、松节6g、怀牛膝15g；若老年骨质疏松加仙灵脾15g、熟地30g、肉桂3g、鹿角霜15g，随症加减之常常见效，选药精当则缓缓图功。由此可知，跟师学习要时时关注老师的用药之妙，并在临床实践中验之、悟之，善于把书本之外的经验学到手，这样就能不断地提高诊治水平，逐步形成自己的用药风格。

二、山萸肉是治风湿痹症之良药

山萸肉即山茱萸，俗名枣皮，为常用中药品种之一。

《神农本草经》载其"主心下邪气，寒热，温中，逐寒湿痹"，首次提出山萸肉为治痹要药，能逐寒除湿通痹。近代名医张锡纯先生推崇本品，在山萸肉篇中说："山萸肉味酸性温，大能收敛元气，振作精神，固涩滑脱。因得木气最厚，收涩之中兼有条畅之性，故又通利九窍，流通血脉，治肝虚自汗，肝虚胁痛、腰痛，肝虚内风蕴动，且敛正气，不敛邪气，与其他酸敛之药不同，是以《神农本草经》谓其逐寒湿痹也。"其收敛元气，振作精神，疏通血脉，善治肝虚疼痛证，由此可知，验之临床疗效可信。《中药精华》一书对山萸肉的临床应用做了较好的归纳，该书谓："山萸肉，补肝肾，涩精气，固虚脱，止虚汗，通九窍。主风寒湿痹，九窍不利，腰膝酸疼等。"证之临床表明，该药不但酸收，更善开窍，余在临床实践中，遵循古训，将山萸肉应用于风湿痹症，常收佳效，常用量为15～20g。若治疗强直性脊柱炎时可与新益肾四药（桑寄生、续断、枸杞、功劳叶）合用；若治疗膝关节肿痛时可与骨碎补、皂角刺、松节、赤芍同用；若治疗类风湿关节炎可与四草汤（豨莶草、老鹳草、透骨草、伸筋草）、四藤汤同用（青风藤、海风藤、络石滕、鸡血藤）。该药除应用于风湿痹症外，尚有敛虚汗、固虚脱之殊功。该药可固元气、通血脉、逐寒湿，验之临床确有疗效，所以可以明确地说，山萸肉是治疗风湿痹症之良药。

三、七味白术散临床应用体会

七味白术散为临床常用方，本方出自《小儿药证直诀》，又名白术散，或钱氏白术散，为治疗脾胃久虚，呕吐泄泻之良方。本方药物组成：党参15g、白术30g、茯苓30g、藿香30g、葛根30g、木香30g、甘草10g，共为细末，每服9～15克；用纱布包煎，水煎温服，此为煮散法。临证常做汤剂，常用药量如下：党参10g（或用太子参15g）、炒白术10g、茯苓15g、藿香10g、甘草6g、木香6g，水煎服，日1剂。功用：健脾利湿，行气止泻。主治脾胃虚弱，呕吐泄泻，频作不止，津液短少，口干作渴，渴喜热饮，身体消瘦，体倦肢软，面色㿠白，舌淡苔白，亦可用于小儿口舌生疮、吐泻口干症的治疗，老幼之人脾虚便溏者用之效佳。

我临证喜用本方，凡症见老人、儿童或妇女产后脾虚气弱所导致的腹泻，或便溏，或大便头干后溏，口中干渴而不欲饮者，均可取本方治之。应用七味白术散只要抓住"脾虚"这个关键，临证遇到下列病证时均可加减或加味治之，收效理想。小儿外感后见便溏、口渴者可加荆芥、苏梗、羌活、蒲公英治之；小儿吐泻兼见发热者可加青蒿、银柴胡治之；小儿暑天泻痢者加佩兰、马齿苋治之；小儿出疹后或用西药出现药疹者，可取本方加紫草、丹皮、荆芥穗、乌梅治之；高龄之人平素身体弱，纳食少，口常干渴、喜进热饮、大便稀、乏力者，

赵振兴临证心法

可取本方加仙鹤草、太子参、沙参、炒谷芽治之；婴幼儿腹泻可用本方加炮姜治之；小儿疳症、慢性消化不良，可取本方加生麦芽、炒谷芽、鸡内金、莪术治之；小儿多尿症可取本方加龙骨、牡蛎治之；小儿遗尿可取本方加益智仁、麻黄、金樱子、覆盆子、白果治之；小儿流涎可取本方加益智仁治之；小儿肾病水肿可取本方合五苓散治之。

七味白术散应用要点：本方主要用于脾虚腹泻，方由四君子汤甘温益脾，补气、行气、化湿。取藿香、木香、葛根芳香醒脾，为其配伍特点。临床应用以倦怠乏力、腹泻纳呆为其辨证要点，本方时下多做汤剂使用，随症加减，收效较好。

四、白茅根有引阳达肢末之妙用

白茅根甘寒，临证一般常用于凉血止血、清热利尿及热病烦渴、喘急。皆因其能清肺胃之热而广泛使用。白茅根一药，在河北农村百姓称为甜甜根儿、菅草根儿。春季长出茅根笋时人们多采食之，谓其可清火。本品有透发之性，可引阳达于四肢末端之殊功。临证凡遇脱血之人服扶阳益气之后，阳明充而阴血愈亏之症见手足逆冷不温者，可取白茅根60g（鲜品增倍用之）、太子参10g、陈皮3g，水煎两次取液后在药液中加入炒白面适量打糊粥食之，调养数日，手足即可还阳转温。

五、临床医生要从古籍中寻找用药治病经验

中医药为我们中华民族的繁衍发展做出了巨大贡献，是中华文化之瑰宝，她是中华民族智慧之结晶。汗牛充栋的中医古籍作为中医学术传承的重要载体，是古代先贤留给后世的一份宝贵财富，也是中医药学术继承、发展、创新取之不尽的源泉，更是中医与时俱进和中医学术发展与进步的基础。在应对新的疾病时，中医古籍中的诊治经验，又可以为中医临床提供重要的参考和借鉴。我临证 40 余年，昼诊夜读，深感前贤之睿智，常有先悟吾心之启迪，读书若能进入先贤之思维则能临证妙思顿生，遣方用药常出手即效，回味无穷也。每当临证遇疑难杂症，诊脉后举目茫然而一筹莫展时，我都是通过阅读中医古籍找到门径，开启中医思维，而不断探索出诊治方法，常有"柳暗花明又一村"之惊奇。

20 世纪 70 年代临床之初，遇到不少夜间咳嗽或者夜间咳喘较重的患者，因常规方药用之效果不明显，我就借鉴恩师张家口市名中医李春茂先生"夜咳甚者，多为血虚气逆"的经验，大胆应用二陈汤加当归治之，收到奇效。记得李老在带教时说，此治夜咳之经验来源于古人经验，他嘱咐弟子说："临证只要多读书，治病时常会有灵感出现，古人不欺后人也。"我记着李老的嘱咐，后来遇到晨嗽较重的病人，按照明代虞抟著《医学正传》中晨间咳嗽、胃有宿食停滞之记载，取二陈汤加消导药

收效。在取得良好疗效后，我及时进行了总结，《当归二陈汤治疗夜咳》的短文在《浙江中医杂志》发表，受到同道关注，当归治疗咳嗽受到人们的重视，中医院校《方剂教学参考资料》中提道："当归治咳古有记述，近有人用之收效，其机理待探讨。"为了搞清当归治咳嗽的来龙去脉，我在读古医籍时常留意积累之。通过阅读找到了当归治疗夜间咳嗽、消导药治疗晨间咳嗽的用药依据，丰富了自己的阅历，通过临床总结，我归纳出"夜咳甚者，多为血虚气逆，当归二陈汤治之""晨间咳嗽，二陈汤加消导药治之"的临床经验，指导临床用药和临床带教，收到了满意效果，学员们普遍反映，经验可重复，用之即效。

当归治咳嗽在《神农本草经》中即有记载，称当归主咳逆上气；宋代《太平惠民和剂局方》载苏子降气汤中即有当归配伍，主治上实下虚之咳喘；清代吴仪洛著《本草从新》记载当归补虚，主咳气上逆。说明当归既可补虚养血，又能和血止嗽。后读清代沈金鳌著《沈氏尊生书》时看到有夜间咳嗽可用二陈汤加当归治疗之记述，更加启发了临证注意向先贤请教，学习古书经验的思路更加清晰。读《景岳全书》时看到张氏用金水六君煎治疗咳喘更是茅塞顿开，甚是感慨。由此可知，当归治疗咳喘确为治咳喘常规之外的重要思路。通过反复临床验证，积累经验，中西医结合进行的活血化瘀研究成果，我对当归治咳有了自己的独立见解。当归为养血和血之佳品，治疗咳嗽古人记述很明确，不知什么原因，后世医家应用很少，其经验渐被湮没，即便张景岳拟定金水六君煎治咳喘经验也不被承认，国医大师裘沛然先生在实践中发现金水六君煎治咳喘确有良效时也甚为感慨，深感中医理论有重新认识之必要。实践是检验理论的标准，临证用之有效，即便临床用药无理论根据也不要急于否定。我们要通过多读书，从古人的经验中寻找自己的用药依据，在继承的基础上创新，并用这种创新的理论指导临床，这对开展中医临床大有益处。现将当归治疗夜咳归纳为下列文字：当归养血，血属阴，夜间属阴，故当归治疗夜间咳喘甚有效验。其理论依据是当归养血和血，血和则气顺，气顺则痰消咳平。这样一来对一味药的临床研究就可以拓展自己的学识。实践出真知，实践出理论，理论又放到实践中去检验正确与否，反复实践，反复验证，取得临证用药的第一手经验，拓展思路。以上事例充分证明，作为一名临床医生，只要你肯下功夫，前贤之经验就能发扬光大，指导自己在实践中如鱼得水、得心应手。

从中医古籍中寻找治病经验，既可丰富自己的阅历，又能提高临床疗效。又如临证时常见病人自述身体某一部位灼热如火烤，查无阳性体征，用药也无从下手。我在读《医述》一书时，无意间发现有一清代医案中有这种病证之记载，认为与肝郁化热有关，应用熟地、枸杞、乌梅、夏枯草有效，有此依据，以后我就在临证时凡遇到这种情况，均定为肝郁化热证，并将医案中应用的四味中药定名为肝郁化火四药方，并作为抓主证、方药证相符，收效理想，屡收效验。类似这样的先贤经验和用药思路，我都通过实践予以验证，并在实践中将其升华为理论并有效指导实践，尽量做到尊古不泥古，在继承中发扬和创新，慢慢地就可以走出一条打破常规、有自身特色的、以奇取效的中医临床之路。

浅述玄府理论的临床应用

　　玄府一词，首见于《黄帝内经》，有广狭二义：狭义者就是通常所说的汗孔，此说源自《黄帝内经》；广义者为金元时期著名医家刘完素在其《素问·玄机原病式》中提出的，指遍布人体内外各处的一种微细结构。书中曰："然皮肤之汗孔者，谓泄气液之孔窍也，……一名玄府者，谓玄微府也。然玄府者，无物不有，人之脏腑、皮毛、肌肉、筋膜、骨髓、爪牙，至于世之万物，尽皆有之，乃气出入升降之道路门户也。"这就是刘完素通过临床实践和理性的思维推理，借用《黄帝内经》玄府之名，提出全新的玄府概念，这就为后人在中医玄府理论的临床应用研究方面提供了重要参考。

　　我在近年来临床实践中，对"络病论"和"浊毒论"理论的学习和应用有了一定的了解，对其局限性也有了自己的认识和见解。他在学习中发现，这两种理论主要解决的是机体脏腑、经络的大通道，而机体代谢末端层次最细微的通道，也就是气络、孙络之外的细微结

赵振兴临证心法

构——中医之"玄府"。

中医"玄府"理论，古人有论述，零散而不完整。多年来不少学者从理论层面对"玄府"理论进行了梳理和探索，文献量不断增加，使中医"玄府"理论日趋完善，并逐渐达成共识，但在实践的层次尚无有效的应对，这就直接影响到中医玄府理论的临证应用。我综合文献资料的共同认知和自己多年学习、临证的感悟，从实践的角度对"玄府"进行阐释和探索，并自拟了通玄府系列方药，其经验可供临床参考、验证。

玄府就是经络系统之末端孙络和气络之外的无数极细微之空隙（即刘完素所谓的"气之门户"），这些极细微之空隙就是"玄府"。它是气血流行最细微之处，乃气血灌注、浊毒代谢与信息沟通之通路，共同构成完整的人体经络系统。历代医家对玄府理论的研究和指导临床应用、阐述较少，故此我们有必要对此加强研究、学习。举凡荣卫流行、气血灌注、津液布散、毒物分解、新陈代谢、神机运转均在"玄府"进行，故有学者认为"玄府郁滞为百病之根""开通玄府为治病之纲"。"玄府"又可理解为经络系统中最细小的气络、孙络的进一步分化，其与现代医学之微循环以至细胞膜在功能上有某些类似之处，有调节人体新陈代谢的重要作用。由于"玄府"在全身五脏六腑，四肢百骸中无处不在，这种微观通道正常的生理功能有赖于其疏通气液、运转神机的维系。若因各种内外因素导致玄府郁闭，即可造成气失宣通、津液不布、浊毒郁滞、气机升降失常、神机不用而百病丛生。

络病论与浊毒论的创制，对指导中医科研及临床产生了重大影响，这种创新理论受到了广泛重视和关注，它是古老的中医理论与现代医学理论的融合和创新，其生命力正在日益彰显。这两种创新理论的应用为临床疗效的提高展现了广阔的前景，从中医层面讲这些理论的应用是对经络脏腑的主要通道进行了有效的治理，其代谢产物部分进入玄府层面。由于玄府通路极其细微，加之机体正气耗伤，正气已虚，气血运行不畅，而发生经络系统最末端之玄府郁滞，导致郁阻产生，更加重气血流通之阻力，气血不畅，血行迟缓而凝滞，血瘀日久，郁而化热，又酿生浊毒，而瘀血浊毒产生后则玄府首当其冲，浊瘀内阻，气机失调，继而又影响气络、孙络乃至全身经络脏腑之功能，此时当用"荣络通玄法"来祛除人体经络系统中最极细微孔窍之处的浊毒、瘀血，即人们常说的解决最后一步的"断头路"，使浊毒祛，瘀阻通，玄府畅，使机体恢复正常生机，完成复杂有效的新陈代谢。在这里我们可以举城乡道路的例子来简要说明络病论、浊毒论、玄府论三者之间的关系，城镇因为有完整的管理和治理体系支撑，故而道路通畅，环境干净，生态健全，充满生机；但是另一方面城市的垃圾下乡，污水外排，加之乡村综合治理不到位，乡村道路不畅，垃圾围村，水源、土地污染，生态环境恶化，人们健康

赵振兴临证心法

生忧。通畅"玄府"法的应用重在解决经络末端之淤塞梗阻，这也可称为机体综合治理的有效措施，也是身体内环境生态的有效治理，只有运用好通畅玄府的理论才能从根本上实现机体"血行、毒化、络畅，五脏和谐，气机调达，生机无限的良性生态环境，从而恢复机体健康"。

荣络通玄方药物组成：山萸肉 20g、炒白芍 20g、当归 10g、青皮 6g、羌活 6g、细辛 2g、橘络 3g，水煎服，日 1 剂，本方可单独应用，亦可与应证方药同用。主治瘀血浊毒阻于经脉玄府之证，有良效。对症见肢体疼痛，四肢麻木，胸闷胸痹，头痛眩晕，耳鸣健忘，均可收效。方中山萸肉为君以滋补肝肾之阴，使阴液充足而经脉玄府得以濡润，重用本品可养血通窍，通行玄府之滞；当归、白芍相伍，治血不伤正，养血不留瘀，调和气血以化玄府之瘀血；青皮、羌活相伍疏达肝气，条达气机；细辛、橘络合用能通达玄府之通路，且细辛之根极细极辛，能够走窜经络、皮肤、膜原，开通玄府通路；橘络行气通络，使其走窜之力深入气络、孙络之外的玄府之处。诸药相伍调其气机，和其气血，驱逐郁久之瘀血与浊毒而展布气机，以达荣络通玄之功效，使得机体经络最末端玄府之处通路开、气机展、浊毒化、瘀血散、津液布、血气和，从而收"阴平阳秘，精神乃治"之功。

下篇 杏林感悟

王红霞跟师记

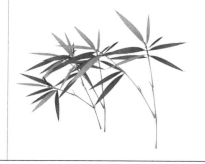

跟师曹东义

一、曹东义学术思想

曹老师精研经典，理论知识丰富，著书立说，对推动中医事业的发展做出显著的贡献。他拜国医大师朱良春、邓铁涛为师，传承他们宝贵的学术思想，并在此基础上进行创新，形成了自己的一些学术思想：①在外感热病新论中，他针对外感热病过程之中"突变虚寒，转为内伤"，提出新的外感热病理论体系，并建立"外感热病病证结合的分级诊治体系"，且提出"病是河流，证是舟，方药系列是码头"的假说。②在浊毒理论中提出"浊毒化、化浊毒"，认为疾病的形成过程是"浊毒化"的过程，疾病的治疗是"化浊毒"的过程。③他的"时空共存"：藏象学说的核心价值，使中医理论进一步得到完善。④他拜国医大师邓铁涛先生之后，通过学习邓老对重症肌无力病机的阐发得到启发，认为风湿痹症也有一个"由虚到损"的变化过程，因此，提出来"补虚益损治风湿"的诊治观念。他根据国医大师邓铁涛先生"五脏相关"的思想，提出"内外相关，内病外治"医学思想，强调风湿病的外治法。⑤他多年从事肺系疾病的研究，认为慢性咳喘病必须从肺论治。肺主气，属金配秋气，因此以肃降为主，宣发皮毛为辅，因此祛邪宣肺皆为权宜之计，而润肺固金是为治本之策。"顺其性为补"，久咳伤肺，所以他善用凉润之法治咳嗽，并自拟基本处方"桑杷二百五汤"在临床上加减运用治疗各种咳嗽效如桴鼓。⑥他临床经验颇为丰富，不仅对治疗风湿、咳嗽经验丰富，对临床杂病的治疗也效如桴鼓，在临床上善用口感较好、价格低廉的药物，体现出他的人格魅力。⑦他精研经典，临床也善用经方，如小建中汤等。我有幸成为他的学生，随他学习三年，受益丰厚。

二、曹东义治疗风湿病的特色

曹老师行医 40 余年，其对中医的认识，有学历教育，也有师徒传承，他接触和救治过很多风湿病人，学术认识也不断提高，尤其是 10 年前拜师国医大师邓铁涛先生之后，通过学习邓老"五脏相关"学说以及对重症肌无力病机的阐发得到启发，认为风湿痹症也有一个"由虚到损"的变化过程，因此，提出来"补虚益损治风湿"的诊治观念，在治疗上重视内病外治，综合疗法治疗风湿病，形成了独特的学术风格。

风湿病初起，是因为内在正气不足，外来风寒湿邪侵袭人体，表现在筋脉、皮骨，是为"五体痹"，病久而不愈者可内传入脏，成为"五脏痹"。《黄帝内经》认为，五脏皆有所合，病久而不去者，内舍其合也。病邪入里一旦形成脏腑痹，则更伤五脏。五脏伤则肢体关节之症随之加重，形成病理上的恶性循环。脾司运化，主肌肉。一方面是脾胃生化不足，气血之源虚乏，出现四肢乏力、肌肉消瘦，甚则肢体痿弱不用；另一方面肾主骨，肝主筋，因风湿病之主要病变在骨及关节，日久形成骨痹，患病不已，进而成肾痹，最终致骨质受损及关节屈伸不利和（或）肿胀变形。

在治疗上，曹老师受其恩师国医大师朱良春"益肾蠲痹丸"启发，认为养正补虚是治本之法，是"特效药"。因此治疗多从滋补肝肾、健脾益气入手。补虚的方法大家比较熟悉，而治损的方法一般学者研究较少。《难经》给出的治疗虚损的原则："损其肺者，益其气；损其心者，调其荣卫；损其脾者，调其饮食，适其寒温；损其肝者，缓其中；损其肾者，益其精，此治损之法也。"《难经》的治损方法是从五脏入手，根据不同脏腑的生理特点，分别有不同的治疗方法，这对于风湿病痹症的治疗也有重要的指导意义。他在此基础上总结补虚益损汤，该方以益气养血，健脾温肾为主，利湿通络为辅，主要药物为百合、熟地黄、黄芪、炒白术、炒山药、桂枝、白芍、鸡血藤、伸筋草、透骨草、川牛膝等，临证加减运用，疗效确切。服药期间应禁食生冷油腻，注意防寒保暖等。

曹老师受邓铁涛先生"五脏相关"思想启发，提出"内外相关，内病外治，外治内效"的学术见解，对于风湿病局部治疗，有系列方药、外敷、离子导入、刺络放血、通瘀；对于体质虚弱的病人，通过艾灸、拔罐、按摩，尤其是任督二脉调理，激发气血运行，腧穴调节脏腑平衡，神阙、足三里等艾灸温经散寒，可以很快改善症状，使治疗容易获得效果。因此，他在治疗风湿病方面，逐渐形成了"内外结合、补虚益损"的学术特点，在临床上取得了很好的效果。现从以下几方面介绍其学术渊源：

（一）以症候变化为导向，判断风湿病进退

曹老师熟悉《黄帝内经》理论，对"候之所始，道之所生，不可不通"之论，有着深刻的认识。他认为，动、静是《黄帝内经》的基本概念，阳主动，阴主静，人体的动静只是现象，其背后反映着阴阳之气盛衰的深刻机理。

（二）由虚致损，补虚益损

邪正斗争在《黄帝内经》发病学说中占有重要地位，《黄帝内经》曰："邪之所凑，其气必虚。"曹老师认为，虚处留邪，如水流湿，火就燥，有其内在的基础。《难经》给出的治疗虚损的原则是"损其肺者，益其气；损其心者，调其荣卫；损其脾者，调其饮食，适其寒温；损其肝者，缓其中；损其肾者，益其精，此治损之法

也。"这些原则性的论述，必须与具体的临床辨证相结合，因为补其虚才能益其损，应该把补虚作为基础，补虚防损，补虚益损，补虚在前，益损随之。

（三）病在关节，根在脏腑

风湿病虽然表现在四肢关节上，但是根源在脏腑。《素问·太阴阳明论》说："帝曰：脾病而四肢不用何也？岐伯曰：四肢皆禀气于胃，而不得至经，必因于脾乃得禀也。今脾病不能为胃行其津液，四肢不得禀水谷气，气日以衰，脉道不利，筋骨肌肉，皆无气以生，故不用焉。"

张仲景认为汗出入水，水湿伤及血脉，也可以引起痹症，由于受累的关节很多，所以叫"历节病"。张仲景在治疗过程中，在散风寒湿邪的同时，经常配伍扶正的药物。他说："诸肢节疼痛，身体尪羸，脚肿如脱，头眩短气，温温欲吐，桂枝芍药知母汤主之。"

焦树德先生开发尪痹冲剂，由这个命名可以看出其继承了张仲景的诊治思想，把重点放到预防患病关节变形，减少致残，立足于早期治疗，保护关节功能。

国医大师路志正先生格外注重湿邪在痹症诊治之中的作用，所以有很多利湿化湿、祛湿胜湿的方法。路老还强调中医的诊治应该与时俱进，因此，把干燥综合征命名为燥痹，把痛风命名为浊痹，为临床诊治拓展了思路。

国医大师朱良春先生长期致力于痹症的研究与临床

诊治，积累了丰富的经验，除了对痹症的疼痛、肿胀、发热格外用力之外，对于痹症虚损病机也十分重视，开发出益肾蠲痹丸等有效方药。

国医大师邓铁涛先生虽然没有对痹症病因病机进行详细论述，但是，曹老师从他对重症肌无力病机的阐发得到启发，认为风湿痹症也有一个"由虚到损"的变化过程，因此，提出"补虚益损治风湿"的诊治观念。

河南风湿病医院娄多峰、娄玉铃先生，主张治疗类风湿病应该"杂合以治"、内服与外用相结合，这样可以尽快取得疗效，总结了许多有效的外用方法。

（四）风湿病虚损应重视外治法

曹老师根据邓铁涛先生"五脏相关"的思想，提出"内外相关，内病外治"医学思想，强调风湿病的外治法。他认为，外病内治与内病外治，都是中医重要的治疗大法，其理论基础根源于由脏腑经络构建的"内外相关"。风湿病痹症、骨关节病通过辨证论治，靠服用中药治疗，就是外病内治的方法；而各种针灸、按摩、膏药贴敷、洗浴熏蒸、擦药烤电等，都是内病外治的方法。火针治疗又叫"燔针"，是《黄帝内经》治疗骨痹的主要方法。《黄帝内经》关于药熨治疗痹症的记载，有方有法。关于张仲景《金匮要略》所说的"以针引阳气"，窦材在《扁鹊心书》中写道："风寒湿三气合而为痹，走注疼痛，或臂腰足膝拘挛，两肘牵急，乃寒邪凑于分肉之间也，方书谓之白虎历节风。治法于痛处灸五十壮，自愈，汤药不效，惟此法最速。"

以上的历史记载，是曹老师诊疗思想的来源，他认为补虚防损、补虚益损是中医诊治风湿痹症的重要法则，可以与内治外治相结合，以提高临床疗效。

三、曹东义诊治外感病的经验

曹老师早年在中国中医科学院中国医史文献研究所读硕士期间，就对宋金元伤寒学术源流进行过考证，有深刻的理论认识。

（一）主张寒温统一，解决临床疑难

曹老师著有《中医外感热病学史》，主编《中医群英战SARS》，他认为，《黄帝内经》热病，仲景伤寒，明清温病，虽然名称不同，但是有共同的病理基础，可以统一为热病。不同时期的医学家都有所贡献，但是在当代中西医并存的背景下，应该统一为热病指导理论。热病一称，既是患者的主观感觉，也是医生的客观依据，还是临床辨治的主要症候，有利于向世界介绍中医的成就。这在SARS（非典）治疗期间得到了验证，也和邓铁涛先生等前辈的主张相一致。曹老师在研习中医文献及临床工作中逐渐建立起自己独特的学术思想，指导中医的发展，并对临床具有指导性意义。

（二）创论"突变虚寒，转为内伤"

2004年初，曹老师主持国家中医药管理局"外感热病诊治规律研究"课题，2008年出版《热病新论》，提

出外感热病过程之中"突变虚寒，转为内伤"的问题，把外感热病与内伤杂病看作一个互相联系、可以转化的过程。

张仲景《伤寒论》与《温病学》除了解表上有辛温与辛凉的差异，还存在"三阴死证"的不同。结合临床所见，温病、热病后期，都可能出现阳气衰微的危险症候，也就是张仲景所说的由阳证转为阴证。

疾病由阳热亢盛之证突然转化为虚寒，为翻天覆地的转化，我们称之为"突变虚寒"，就是要引起临床工作者的重视，不能一成不变地看待外感热病，不能只想到"存阴液"，更不能只知道有"灰中有火"的告诫，而不了解还有阳证转阴的变化，一切应当根据临床症候的实际情况辨证论治。只有这样，才能发挥中医的特色，才能取得良好的治疗效果。

现代医学所说的感染性休克以及传染病后期循环、呼吸衰竭的有关学说，也印证了中医外感热病理论辨证论治特色的真实性、正确性。因此，热病极盛之后可能转为阳气衰微的里虚寒证，临床上常可以见到，张仲景"三阴死证"温里回阳救逆之法不可丢，章次公先生用六神丸抢救患者也是此义。

外感与内伤病证之间没有不可逾越的鸿沟，外感可以转为内伤。张仲景《伤寒论》的许多方药，都被借用在《金匮要略》之中，可以说明这一点。桂枝汤倍芍药加饴糖，就变成了在内伤杂病之中常用的小建中汤，桂枝汤的许多加味方剂都是内科杂病的良方。补中益气汤虽然是治疗中气虚损的常用方剂，其四时加减法有许多都是用来治疗四季的外感病。因此说，外感、内伤之症候是可以互相转化的，它们之间存在着密不可分的联系，而不是永不调和的、互相对立的东西。

素有气虚的人外感之后，初期就可以根据症候表现加用益气扶正的药物；入里不恶寒之后，虽有发热，也不应当过度使用大剂苦寒清热。李东垣所倡导的"甘温除大热"，其治疗的指征，针对的病机应当属于虚损，甚至有某些虚寒的表现。

SARS病人，后期出现"呼吸窘迫"，死后尸检为"大白肺"，水液痰浊渗出很多，称为肺透明膜病变。肺的水液哪里来的？肺为水之上源，宗气、肺气不利，水泛高原，水气凌心，心阳衰微，或许因此而造成不救。当时的病人，大多已经没有了高热，阳气衰微已甚，理当急救回阳，益气行水，化瘀去痰，或许这样能救病人于万一。此时，再顾及"灰中有火"，可能错失良机。

"逆传心包"，虽多热证，难道没有浊湿？古人温开的"苏合香丸""菖蒲郁金汤"，也应当针对痰湿闭窍。SARS患者肺中的痰浊陷入心窍，也是有可能的。临床上，面对患者一派阳气虚衰的症候，就应当大胆地使用温阳益气，需要我们在临床实践中发展温病学说。

"卫表证"概括了《伤寒论》的太阳病，叶天士所说的卫分阶段的病证，以及吴鞠通所说的上焦病的部分内容。

"卫表证"是各种外感热病的初期，或者叫初起阶段，主要表现为在发热的同时还可见恶寒，脉搏一般为浮象。元代尚从善《伤寒纪玄妙用集》和王好古《此事难知》都提到"太阳六传"，也就是说，太阳病向里传变的情况是非常复杂的。

邪气在表，疾病初起，所谓"万千可能"，正是中医学的长处所在。因为"善治者，治皮毛，其次治腠理，其次治血脉，其次治六腑，其次治五脏。治五脏者，半死半生矣。"救其未萌，防患于未然，正是中医学大有作为的地方。反观现代医学，以解剖实证为疾病的唯一标准，从"疑似"到"确诊"要经过许多天，其治疗措施由于要找准"靶点"，所以就容易错失许多治疗良机。中医药学由于重视外感热病的卫表症候，病人一发病就可以采取积极的治疗措施，因此更容易奏效，更容易帮助患者恢复健康。

里证无疑是外感热病的关键时期，伤寒学派认为阳明属土，万物所归，无所复传，大部分热病都会在阳明阶段治愈。温病学派也十分重视气分病的治疗，认为只要不传营血，就比较容易把外感热病治好，如果热邪深入营血，往往就出现险证，就有可能造成严重后果，因此，也十分注重气分热病的治疗。张仲景常用的白虎汤、承气汤即为代表。吴又可《瘟疫论》、吴鞠通《温病条辨》等温热病学家的医学著作，都采纳了张仲景的治疗经验。

里证除了里热亢盛之外，还有相当一部分患者属于湿热类型。湿热为病与里热亢盛有所不同，往往起病就见湿热弥漫三焦，充斥表里，黏缠难愈，日久不解。其治疗措施也与里热亢盛、传变迅速的单纯里热证，有着很大的区别。所以，我们设立"湿热郁蒸"的一类症候，用来模拟薛生白、吴鞠通等论述湿热病辨治经验。

"突变虚寒转为内伤"一类症候，主要模拟、吸纳张仲景《伤寒论》三阴症候。外感热病从阳明高热的里热亢盛阶段，日久不愈，转为"自利不渴"的太阴证，已经发生了质的变化，已经从阳热实的阶段，转化为里虚寒的阶段，其治疗措施也必须做相应的调整，不能一成不变地清热解毒不止。当然，也有的患者起病之后，经过短暂的表证阶段，很快就进入了脾胃虚寒的里证过程。比如有一SARS患者，起病就以腹泻为主，几天之后才见到肺炎的表现。现代医学的急性胃肠炎、霍乱、秋季腹泻等许多患者就属于直中太阴的里虚寒证。

少阴阶段的"但欲寐，脉微细"，已经显露出肾阳不足或者属于阳气衰微的危重症候，张仲景的四逆汤类方治疗这一类症候具有很好的疗效，并且实践证实其有明显的改善循环、治疗休克的作用。在"脉微细，但欲寐"的基础上，再出现下利清谷不止，更属于危重症候，不能不引起临床医生的重视。

李东垣《脾胃论》《内外伤辨惑论》都提到用补中

王红霞跟师记

益气汤治疗高热的问题，后人称其为"甘温除大热"。既然使用的药物属于甘温之品，又能够取得良好的效果，那么它对应的症候就应当属于虚损，甚至属于虚寒。关键是我们如何透过表面的一派热象，去发现其背后的虚损、虚寒病机。李东垣当年以补中益气为法，救治了那么多患者，现在也时常应用它治疗高热不退的患者并取得良好效果，就一定有其所以取效的道理在其中。

"突变虚寒，转为内伤"学说的提出，很好地揭示了祝味菊、章次公、李士懋等中医前辈用温补的方法救治传染病危重患者的经验，也为中医诊治外感病提供了理论依据。

（三）提出"病似河流，证如舟，方药系列像码头"的诊治理论

曹老师研究古往今来大量医学文献，并结合多年的临床经验，提出新的外感热病理论，并建立"外感热病结合的分级诊治体系"，且提出"病似河流，证如舟，方药系列像码头"的假说。

曹老师认为，外感热病是一个过程，是一群疾病的共同规律，而不是一个具体的现代的传染病或一个具体的感染病。热病既有阶段，也有瞬间的状态，这瞬间的状态就是症候。阶段是有限的，而瞬间的状态是无限的。病与证的结合，就是线段与点的结合，也是河流与舟的结合，结合得好就能比较理想地帮助病人恢复健康；结合不好，就可能影响、阻碍患者恢复健康。为此曹老师

试图用"外感发热类疾病五级病证结合的诊治体系"，使人类对外感热病的认识不断深化、治疗措施不断完善。他认为新的外感热病理论体系是一个开放系统，一个不断发展完善的系统。它不是取消经典，而是让人们站在一个全新的立场上，重新认识经典、发展经典。

曹老师认为在现代医学的背景下，伤寒与瘟病的区别，不是感冒与脑炎、肺炎、肠炎等不同疾病之间的差异，而是同一类疾病在发病类型、症候表现上的不同。《黄帝内经》的热病，张仲景、吴又可的瘟疫，清代的温病论述的都是传染性和感染性疾病，都有发热的症候，故可以总称为外感热病，存在着统一起来的基础。新的"热病"实际上是一个"分级诊疗体系"，整个外感热病是一个由发病到痊愈，或者到死亡的不断变化的过程，这个过程可以命名为热病，这是对整个过程的总概括，因此可作为第一级的疾病名称。也就是说，热病作为第一级疾病名称；伤寒、温病、瘟疫是第二级病名（广义伤寒、广义瘟疫、广义温病）；以六经、三焦、卫气营血和邪伏膜原概括出来的疾病可以作为第三级疾病名称（六经病证、膜原病、三焦、卫气营血）；用治法概括出来的病可以作为第四级病名（解表法、清热法、凉血法、熄风法、开窍法、养阴法、回阳法等）；古人有效方剂认识、概括的疾病为第五级（麻黄汤证、桂枝汤证、小柴胡汤证、青龙汤证、白虎汤证、承气汤证、银翘散证、桑菊饮证、四逆散证、四逆汤证、炙甘草汤证、增液汤证等）。

四、"浊毒化"与"化浊毒"

曹老师参加李佃贵教授主持的浊毒证研究项目，负责理论研究子课题，他对浊毒理论提出了独到的见解。

（一）生理物质"浊毒化"

曹老师通过对大量文献研究结合多年临床经验观察，对浊毒理论提出了独到的见解，认为"六气太过即成毒，气机不畅易生浊"，作为致病因素和病理产物的"浊毒"，其造成的危害是十分广泛的。这既是中医学见微知著、既病防变、防患于未然等"治未病"思想的体现，也是辨证地看待利与害、邪与正及其相互转化关系的理论基础，它深刻地体现着中医学的智慧。

浊与毒是中医理论之中的基本概念，浊是生理物质发生"浊化"而形成的病理机制；毒是对人体健康有害因素的总称，可以是有害的药物，也可以是有害的六淫邪气。浊与毒可以分别存在，在很多场合下却是混杂在一起、难于分辨的，无论外感与内伤，或内外妇儿各科的慢性疾病，都广泛地存在着浊毒的病因病机问题。他还认为浊毒理论的实质是浊毒化和化浊毒。因此，他认为深入研究浊毒理论，探索其理论渊源，对临床具有重要的指导意义。

（二）疾病的形成是一个"浊毒化"的过程

人体内有许多生理物质，本来是清洁而流动的，如果由于内在、外在的各种原因，失去了其本来的特性，变成混浊、浓稠的物质，形成引起人体发病的物质，比如人体内各种有形的邪气，包括瘀血、痰浊、水湿等，就是"浊毒"，而"浊毒"既是致病因素，也是病理产物。因此"浊毒化"是在人体正气不足、机能下降的时候，物质在人体内部发生的变化，也是人体由于正气不足感受外界"浊毒"（包括风毒、寒毒、湿毒、热毒、火毒、疫毒等）致人体气血阴阳失衡而产生病理产物如瘀血、痰浊、水湿等"浊毒"。由此可见，"浊毒化"是一个疾病形成的过程。

（三）治疗疾病是一个"化浊毒"的过程

"化浊毒"是中医经过辨证论治，促使病理产物在人体内部重新被利用的过程，是一个"完全环保"的智能化过程。比如"清热解毒""利湿化浊""活血化瘀"等治疗方法均属"化浊毒"的过程。在人体脏腑功能的参与下，体内的"热毒"经过"清热解毒"，热已清，毒已解，热病就可以痊愈；"湿浊"经过"利湿化浊"，"瘀血"经过"活血化瘀"，"水湿""痰浊"之气经过"活化"流动起来，就变成了生理有用的体液物质，浊稠就转化为清洁；血活起来，淤滞的血液变为流动鲜血，血液也就重新有了活力，再一次参与到人体的代谢之中，人体机能即恢复正常。

五、时空整体观，正确理解中西医

曹老师认为，中医与西医在疾病认识和诊治方面有完全不同的理论体系，中医主张生成论，西医依靠构成论。

（一）"时空共存"是藏象学说的核心价值

"时空共存"是由"天人相应"的整体观念衍生而来，也是中医藏象学说的核心价值，它关系到中医对人体和疾病的认识，也是指导中医诊疗的基本理念。

《素问·六节藏象论》首先从天地人的关系开始论述，讨论天地之气对人健康的影响，说："天食人以五气，地食人以五味。五气入鼻，藏于心肺，上使五色修明，音声能彰；五味入口，藏于肠胃，味有所藏，以养五气。气和而生，津液相成，神乃自生。"

通过"五色"了解天气，通过"五味"了解地气。这里的"五"不是数目"五个"，而是"一分为五"，是对整体的概括，因此"五就是全部"，五色代表全部的颜色，五味代表全部的滋味。

因此，岐伯说："草生五色，五色之变，不可胜视；草生五味，五味之美，不可胜极。嗜欲不同，各有所通。"

（二）色味分别入五脏，人与天地相关

天色随时而变，地味随时而异。《素问·五脏生成论》说："色味当五脏，白当肺辛，赤当心苦，青当肝

酸，黄当脾甘，黑当肾碱。故白当皮，赤当脉，青当筋，黄当肉，黑当骨。"

五色、五味代表世间万物的属性，它们虽然纷繁复杂，但是并非杂乱无章，而且和人体联系十分密切，井然有序，有规律可循。五色入五脏，五味入五脏，其实质是人与万物相联系，天地万物是一个有序的整体。

天地万物的整体性，就是时空的有序性和整体性。

黄帝问岐伯"藏象何如"的时候，岐伯不是从五脏的结构特点来论述，而是从每一脏与自身形体结构的关系、与神态功能的联系、与自然界的关系进行说明。他说："心者，生之本，神之变也，其华在面，其充在血脉，为阳中之太阳，通于夏气。肺者，气之本，魄之处也，其华在毛，其充在皮，为阳中之太阴，通于秋气。肾者主蛰，封藏之本，精之处也，其华在发，其充在骨，为阴中之少阴。通于冬气。肝者，罢极之本，魂之居也，其华在爪，其充在筋，以生血气，其味酸，其色苍，此为阳中之少阳，通于春气。脾、胃、大肠、小肠、三焦、膀胱者，仓廪之本，营之居也，名曰器，能化糟粕，转味而入出者也，其华在唇四白，其充在肌，其味甘，其色黄，此至阴之类，通于土气。凡十一脏，取决于胆也。"

因此从岐伯的回答里，我们看出了中医的特色。打开腹腔，人们看到的五脏，不用细看，一定不是五个颜色，也不会是五个温度、五个滋味，更不会是固定不变的"五个方位""五个声音""五个情绪"。

也就是说，按照解剖的方法，按照实际测量、观测的指标来看，中医的脏腑、藏象理论都是错误的，属于"人为安排"的虚假论述，经不起"实证检测"。但是，按照生成论的观点，世间万物皆生于无，随时空而有所不同，人是天地之间最有灵性的生命，人的出现和消亡，也是时空转化的结果。

（三）"时空共存"，是生命的重要特征

《素问·宝命全形论》说："天覆地载，万物悉备，莫贵于人。人以天地之气生，四时之法成。"由天地构成的空间，由四时形成的时间，是世间万物存在的条件。只强调空间重要，或者只认为时间可贵，都不是全面的观点。

中医认为，五脏构成的三焦，凝结着时空双重元素，这与五方四季的布局一样，决定着人体气血阴阳的生长化收藏，也决定着人体与环境之间的物质、能量和信息的交流，升降出入，生生不息。因此，无论肝肾肉质器官的实际位置是在脾胃的上边，还是在脾胃的下边，或者在同一高度，都无指导诊疗的实际意义。在中医的理论体系里，肝肾永远处于下焦，脾胃必须在中焦，这样才能保证时空有序，生命的升降出入正常运作。

三焦时空气化运行正常，人体的健康才有保障。

人体时空运化失常，就会产生疾病。百病之生，既有空间的升降失调，也有时间的寒热差异。

阴阳寒热虚实表里的八纲辨证分类，既需要分清空间运行的滞碍，也需要辨明时序寒热的错位。当其位，得其时，无太过、不及，则属于正气，人体则和谐无病。失其位，非其时，就是邪气，邪气存则正气损，人体就偏离了健康。

（四）"时空同调"，是中医治疗的特色

药物的四气五味，不是其在自然界被测量出来的物理量，而是对其进入人体之后发挥作用和时空总体趣向的概括。

药物寒热温凉、酸苦甘辛咸的性味，都凝结着时空的性质，具有驱动或帮助人体升降出入的作用。

天地之大，不外时空；人体虽小，也一时空。

人体与天地万物相联系，各种联系尽管纷繁复杂，但是不外乎"时空"对应"时空"，也就是每个主体的人，以生命的整体，对应着天地万物的整体。

人体对万物的认识，必须通过眼观五色，口尝五味，手摸体感寒热温凉。中医把复杂的事情概括起来，"大道从简"，提纲挈领，把这些认识在实践之中反复印证，逐渐得出减毒增效的理性知识，成为代代相传的药性理论。

六、主张"内外相关"，重视内病外治

曹老师拜师国医大师邓铁涛先生之后，通过学习邓老"五脏相关"，进一步提出"内外相关"学说，认为人是一个整体，在内五脏相关，在周身内外相关。

（一）外邪伤内，内病外现

曹老师认为，外感六淫之邪，温热毒邪可以由表入里，从皮毛、口鼻而入，逐渐伤及内在的脏腑，影响气血津液的代谢。人体内在的病变，也可以通过脏腑经络的联系外显于体表肌肤，因此，中医通过四诊，观其外在变化，就可诊察内在病情，这就是"内病外诊"。

（二）内病外治，外治内效

曹老师认为，中医历史上有很多外治方法——针灸、拔罐、刮痧、按摩，它们依据的理论就是"内外相关"，也就是依据人体的整体性调节，可以称之为"功能合化"。这些在外的治疗，能够不同程度改善病情，甚至治愈疾病，说明"外治"可以"内效"，这进一步佐证了"内外相关"的医学思想。

（三）内病外治，确有实效

曹老师除了过去对风湿病有所研究，在担任病房主任五年之中，带领团队大力弘扬内病外治法，外治侧重通血脉、行气血，内治以"补虚益损"的诊疗思路，验证了"内外相关""内病外治，外治内效"的学术见解，因此逐渐形成了"内外结合、补虚益损"治疗的学术特点。并从以下几个方面进行阐述：尊经典，重症候；重动静，察阴阳；病在关节，根在脏腑；重阳气，察邪正；重脾胃，助运化；重治虚，防损伤；重内外相关，求内病外治。

七、肺病防治，重视润降

曹老师认为，慢性呼吸病防治，必须从肺的生理特点入手，这样才能深刻认识反复呼吸道感染的根源。

（一）肺为娇脏，喜润善降

肺为五脏六腑之华盖，外通于天气，大气污染、寒风燥邪最易伤肺，形成慢性咳嗽。曹老师认为，肺气不利就会发生咳嗽，宣肺开闭可以治疗咳嗽，润肺通降也能治疗咳嗽，临床辨证不能只知道宣肺止咳，或者只限于"以温药和之"。

曹老师认为，慢性咳嗽的形成原因很多，《黄帝内经》有"五脏六腑皆能令人咳，非独肺也"的论述，有五脏咳、六腑咳；有外感咳嗽，有内伤咳嗽，历代记载很多，让人莫衷一是。他在读研究生的时候，导师余瀛鳌先生主张辨证从简，反对分型过细。这种大道从简的思想，给他深刻启发。

（二）慢性咳嗽，重视润肺止咳

曹老师认为，肺伤之后，才会出现久咳不止。因此，慢性咳嗽应该从虚损论治。祛邪宣肺皆为权宜之计，而润肺固金为治本之策。"顺其性为补"，对久咳伤肺、干咳无痰者，他善用清补结合之法治之，并自拟基本处方"桑杷二百五润肺止咳汤"。在临床上加减运用治疗各种咳嗽取得很好疗效。

曹老师认为，肺气不利，就会发生咳嗽；肺伤之后，才会出现久咳不止。因此，慢性咳嗽应该从虚损论治。《难经·十四难》说："损其肺者，益其气；损其心者，调其荣卫；损其脾者，调其饮食；适其寒温；损其肝者，缓其中；损其肾者，益其精，此治损之法也。"他认为，肺虽主气，然其属于"藏而不泄"的脏，因此肺也"体阴而用阳"，其"朝百脉""通调水道"，皆需阴津充沛，才能根本牢固，下生肾水。"金扣则鸣""不平则鸣"，咳嗽久作，既伤肺气，也损肺津，而且肺配金秋之气，易被燥伤。所以，肺以肃降为主，宣发皮毛为辅。在治法上他认为，祛邪宣肺皆为权宜之计，而润肺固金是为治本之策。

跟师赵振兴

从拜师那天起赵老师就把自己整理的书籍、资料《中风病荟萃》《开心医话》《常用便方》《医学只言片语汇》《小柴胡汤临床应用》赠送给我们了，开始我们只知道赵老师临床经验丰富，并具有自己的特色接诊方式，并没有重视更无深刻的认识。跟随赵老师学习三年，回想起这三年来的跟师出诊学习，确实收获颇丰，无论是接诊技巧还是诊治技术对我都有很大的帮助。跟随赵老师门诊学习，我不仅学习他高超的医术，还学到了书本、课堂上学不到的东西，包括生活、政治等方面丰富多彩的知识，让我明白了许多做人的道理，更让我增长了很多民间通俗易懂的知识，回想起赵老师每每在与病人谈笑间把知识传给我们，学习氛围轻松活泼，感觉跟随老师出诊成为一种享受，尤其让我体会到赵老师确实是老百姓患者的一本百科全书，还是政治家们的智囊。现从以下几个方面浅述：

一、诊病技巧

在临床上赵老师诊治疾病突出的特色是"心身同调"，并有自己独特的诊疗特色，赵老师治病最贴老百姓的心，用他自己的一句话即"话疗在先，食疗在中，药疗在后"，他认为话疗解纠结，食疗调胃肠，药疗去病痛。

首先是话疗，赵老师认为，一个人，不论是躯体还是心理遭受挫折和不幸的时候，都特别需要别人的帮助和理解。医生是病人的胆，医生的话能给患者力量。所以，他把心理治疗作为重要的治疗手段，在问病把脉中，在与病人的交谈中，在点穴拍背治疗中运用"话疗"化解病人的"心病"。他认为，温和的语言是良药，解疑释惑能祛病，他独到的"话疗"深得病人信赖，患者普遍反映："听赵大夫一席话，药还未服病就去了一大半儿。"老百姓就爱听他的宽心话。用赵老师自己的一句顺口溜概括："心身治疗有绝招，话疗祛病人夸好。"

其次是他独特的"惊喝疗法"，也是从心理上进行治疗，是一种心理暗示疗法，即他会抬起手掌垫在病人的头上，让病人闭上眼睛，啪，啪，啪，猛击三下，然后对病人说："你体内的邪气太重，我给你驱跑了，你睁开眼看看是否头清亮了，你走走看是否腿有劲儿了？"针对不同的病人采取不同的语言诱导，一般立马见效，效果很好。他认为中医养生全在养心，即治病先治心。要对症下药，治病不能教条，适合患者的就会有效。他配合中草药治病调理心身，并将传统的"唾咒"、拍背、捶腰等中医方法变为神奇并取得佳效，以精湛的医术治疗病人，以满腔的热情感动人，以火热的心温暖人，以高尚的医德赢得人心。

第三是看舌缨线，这是独具特色的一种诊断心理疾病的方式。即看舌面距舌边 0.5～1 厘米处从舌尖到舌根，由唾液泡沫堆积成的白线。人在张口的一瞬间，才可以看到它，舌头上这条神秘的"舌缨线"是一个人情志变化的"晴雨表"，赵老师就是从这线的粗细、宽窄、薄厚、断续、连贯等现象来判断病人的病因，达到心身同治的目的。赵老师认为舌缨线——舌面两侧的唾液白涎为特异性标志，望之可推断因情志刺激而致脏腑气血紊乱失调，积而成病。临床观察，女多于男，盖因妇女多郁证，且性格内向者多因不良的情志长期积累致病，性格开朗者多为突然的较大的精神创伤刺激而成病。临床多表现为神经功能紊乱的一系列症状，治疗用药上以疏肝理气、补益心脾、养血安神定志为主的中草药，配合心理治疗。赵老师还自创了临床运用较为广泛的夜交藤预知子汤，达到"心身同调"的效果。

第四是治病开两张处方。《黄帝内经》有云："善医者，必先医其心，后医其身。"因此，赵老师认为在治疗上分两个层次，首调其性情，移情易性；次佐以药物，平衡五脏阴阳。为此临床治病则开两张处方，一张是中药处方，用于治疗身体疾病，另一张处方就是心理处方，即结合中医对疾病的认知和自己的人生体验，根据患者不同的性格、身份、家庭环境、工作特点和人际关系，现场即兴编写一段段通俗易懂、朗朗上口、幽默诙谐、贴近人心的"顺口溜"，作为一张特殊的心理处方送给有心病纠结的患者，也就是给舌缨线为阳性的患者。

举例介绍：一更年期妇女服药25剂后，感觉服药困难，说服药想吐，请求赵老师让她停药。赵老师知道她的病情尚需进一步调理才会达到治愈目的，且明白患者是由于心理作用，于是给她写了如下顺口溜，题目是：《身心求健康，中药接着煮》，内容如下：

吃药二十五（剂），闻药就想吐；

细想病见轻，接着我还煮（药）；

中药避秽气，蚊虫能驱走；

气虚常出汗，心烦难做主；

思虑有点多，着急神无主；

洗衣用温水，双手不变粗；

闲暇多散步，常走平安路；

中药是宝贝，服药元气足；

调理是原则，治病走正路；

体验增心烦，秘密全泄出；

服药不怕苦，小康幸福路；

中医能兴旺，大国能圆梦；

中西共携手，百姓后劲足；

身心求健康，中药接着煮。

体会：在医患不信任的大环境下，若能做到赵老师这样，医患关系怎会紧张。这是我们都会遇到的情况，而赵老师的答复确实很高明，患者不但心悦诚服地继续服药，而且还对赵老师表示感激。这是大多数临床中医大夫经常要面对的，确实有很多患者依从性不是很好，也就达不到最终的疗效，更不能判断大夫的治疗水平，甚至有时会造成中药治疗无效的错误判断。其实作为一名中医大夫仅仅方子开得好只是取得疗效的第一步，面对慢性病、疑难症并非三五剂药就会奏效，若是没有让患者依从性提高的本领，也不能实现做个好大夫的理想。如同这个案例，赵老师编了个顺口溜给患者鼓足信心打消顾虑，最后在欢声笑语中赵老师完成了对患者的说服任务。

赵老师之所以有如此高的诊疗水平也得益于他多年的积累及好学精神，这种精神也在激励着我。不由想起刚拜师时在他家见到的那一摞摞的书，还有前不久在整理赵老师"荣络通玄汤"时，为弄明白细辛在组方中的作用，于网络查找文献中发现了《细辛与临床》一书，粗略阅读后发现赵老师的思维源于前辈刘沛然老先生，且刘景兰当初师从刘沛然先生，今天赵老师把自己通过多年学习积累的刘景兰临床经验整理后传授给我们，让我对老前辈们的学习精神产生敬佩之情，同时自愧自己知识的匮乏，下功夫之浅。赵老师随笔里面的一段话时时警醒着我："学好中医贵在持之以恒，任何情况下也不能忘记读书，坚持昼诊夜读，向书本学；从良师有捷径，向实践学；向病人学，了解方药之妙和药后反应；向民间中医学，会增长见解。谦虚好学之人常有成就，不拘门户之见而广采博收者多为'明医'。"

二、临床经验

赵老师擅长疑难杂症的临床治疗，他不但经方运用得出神入化，时方验方也做到了活学活用，他自称杂家，他说只要临床有效就拿来用，他善于学习与总结。他的自拟方治疗多种疾病疗效显著，指导着我们的临床，这些方子我们学生在临床都可以随时拿来运用，效如桴鼓，现摘要总结如下：

（一）五颜六色方

赵老师治疗皮肤病，重在协调五脏，虽然药味平淡无奇，但"处方精妙，屡起沉疴"，五颜六色方乃赵老师治疗皮肤病的自拟方，由 7 味带颜色的草药组成：黄芩9g、红花6g、紫草10g、何首乌10g、白茅根20g、青皮6g、佩兰10g。方中紫草、白茅根凉血解毒散结；黄芩善清上焦以调肺，肺主治节，主皮毛；红花少用养血调血；青皮行气除滞；皮肤病多挟湿，故用佩兰以化之；何首乌和气血、滋肝肾，培养根本，具生发之意，此方效验甚著。另方中青皮、佩兰为青色，紫草、红花为红色，黄芩为黄色，白茅根为白色，何首乌为黑色，概括为青赤黄白黑，故名"五颜六色方"。赵老师在治疗皮肤疾病中重视五脏辨证，五脏六腑是人体生命活动的中心，脏腑与肢体、五官有着所主与归属、开窍的关系，肌肤依赖脏腑气血的濡养，而经络是连接脏腑与皮肤的网络，手足三阳经交接于面部，手足三阴经通过经别与阳经交汇于面部，十二经脉集中会聚于面部，五脏六腑的气血皆上注于面部，皮肤病与五脏六腑的病理变化有着密切的联系，五色应五脏，何首乌入肝肾二经，黄芩、白茅根入肺经，紫草、红花入心经，佩兰祛湿健脾，青皮疏肝破气。诸药分走五脏从而协调五脏达到治病求本的作用。

（二）荣络通玄汤

赵老师认为络脉是广泛分布于脏腑组织间的网络系统。络脉分布广泛，络脉之络所涵盖的不仅仅是微循环系统，络还有网络联络之意。络脉是人体气机上下通行的道路，体内代谢废物（浊毒）异常堆积，影响络脉的畅达，致使沟通脏腑器官或组织之间的微小孔道（玄府）闭塞。玄府也可称为气络、孙络，是络脉更细微的末端，久病络虚。传统治法活血化瘀药虽使络脉畅通，但使气虚，正气耗伤则浊毒难化而变生诸多病证。根据久病入络理论，赵老师独创荣络通玄汤，可以荣养络脉、宣畅玄府而恢复机体正常代谢，使浊毒化，玄府畅而达到治疗多种由于久病而络脉瘀阻引发的疑难病证的目的。

药物组成：山萸肉 20g、白芍 20g、当归 10g、羌活

6g、细辛 3g、橘络 3g、青皮 6g。

功用：荣养络脉，宣畅玄府。主治视物不清、头晕健忘、夜卧心烦、手足麻木，但见一证便是，不必悉具。

（三）夜交藤预知子汤

情志病是由七情太过伤及五脏所引起的功能性心理与情感障碍、睡眠障碍以及脏腑生理功能紊乱的一组症状。赵老师擅治内科疑难病，尤其通过望舌缨线诊治心理疾病独具特色，运用夜交藤预知子汤加减化裁治疗情志疾病，并联合"话疗"，身心同治，疗效显著。

夜交藤预知子汤为赵老师多年之经验方。

药物组成：夜交藤 30～60g、预知子 12g、合欢花 10g、丹参 10g、栀子 6g、连翘 10g。

功用：行气解郁，清心除烦，交通阴阳。本方加减可用于治疗由于情志失调导致的气机不畅、阴阳失调为病机的多种情志疾病。本方能协调脏腑功能，协调人与自然的关系，协调气血，调和阴阳，能使五脏六腑和谐，能够让人忘掉忧愁，还有改变做梦内容的功效，临证屡用屡效。

（四）随诊灵感集锦

赵老师治病以疑难杂症多见，他更善于借鉴总结，并把在临床验之有效的方药经验都积累下来，编辑成《医学只言片语汇》赠送给我们，他说这些东西就像珍珠，临床上在辨证的基础上加减运用，就可以串成珍珠项链了，也像拼图的散片，只要我们拿来拼成完整的图片即可，所以这本书成了我们随身携带学习的参考书。跟诊过程中他还会将捕捉到的灵感随时记录下来。这些均体现其仁者之品格，简单摘录几段如下（摘之于跟师笔记）：

1. 对于处方用药：10 味以内用奇数，多于 10 味则用 12、15 等味数。

2. 临床尽量不用贵重药品，可用低廉丰富的药品替代：如皂角刺、路路通与莪术可代替穿山甲，用时则将穿山甲 1g 压粉每日冲服，另外不用贵重药材穿山甲的原因为保护生态平衡。

3. 桑螵蛸由于药源稀缺为贵重药材，临床用金樱子、覆盆子、白果代替之。

4. 有毒类药：露蜂房一般用 1～2g、全虫 3g、蜈蚣 1 条，此类药物若长时间服用对肝肾有损伤。对于有毒药物作用的认识：有病病挡着，无病人挡着。

5. 有感于现代人对人工种植药物用量加大的思维，赵老师说："用量大但疗效差，原因是未掌握中医的思维。人工种植的药物疗效虽然比不上天然的药物，但是加大剂量可增加其副作用，比如残留农药。中医治疗取其偏而纠正其偏，药量要逐渐减少，要协调平衡，过量使用药物，身体会接受其副作用。"

6. 关于中药重复利用的思路（源于赵老师随笔）：

赵老师认为中药资源随着生态破坏和应用范围增大，很多品种和产地药材面临枯竭的危机，虽然人工培育部分品种，但因人们用量普遍增大等诸多原因，节省医药资料已成为当务之急，方药精简、小量取效、重复利用是每个中医人应考虑的大问题。赵老师在实践中发现调理肝脾肾之药渣仍有可利用之价值。经过 200 多例病人家属服用，反映良好，为节省药材资源提供了一条创新思路，他认为其应用机理如下。

药物经过煎煮后其寒热温凉之药性随着头煎、二煎已分析出来，药效已基本利用，剩余药渣药性已趋于平和，其药气有限且已不明显，药之余味作用缓和、已基本无药性之偏，故家人服之有调养之力而无不良反应。其根据是，一家人饮食结构相同，生活环境相同，性格脾气接近或受其影响，体质类型相近，家人患病，家庭成员牵挂也内耗正气，故让家人服之。经过临床观察，多数反映良好。赵老师希望通过充分利用药材资源，可以让一人诊病家人受益成为现实。

下篇　杏林感悟

李源跟师记

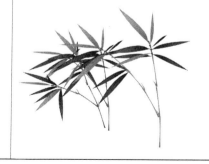

跟师曹东义

河北省中医药研究院曹东义主任中医师，行医 40 余年。其间，他多次参加学历教育，读研究生和拜师学习，临床经验不断丰富，学术理论素养日渐深厚，他多年来对风湿病有独到的学术思想，其对临床治疗风湿病有指导性的作用。我有幸成为他的师承弟子，跟随其到风湿病病房查房，多次聆听他对病情的分析，现对其学术思想初步整理浅述如下：

一、尊经典，重症候

曹老师深研《黄帝内经》理论，尤其对"候之所始，道之所生，不可不通"之论有着深刻的认识。原意是随着气候的变化，万物开始呈现不同的状态，这是自然规律所左右的生长壮老已，不可以不了解、不把握。候，可以是气候、物候、病候，总之是外在的表现；道，是规律、道理，概括了事物的内在规律性。他认为这就是对中医辨证论治学术观点进行概括比较早的论述，观

李源跟师记

察症候变化就可以推知人体阴阳气血变化的机理。这一观点比张仲景在《伤寒杂病论》所提出的"观其脉症，知犯何逆，随证治之"的论述有更高的概括，已经上升到哲学的高度，是中医方法论中具有鲜明特色的基本观点。隋代著名医学家巢元方的《诸病源候论》，也是较早按照症候来研究病因的学术著作。

风湿病的发病及加重均与气候有关，并且有其自身的发病规律。《黄帝内经》提出"风寒湿三气杂，合而为痹"，风寒湿邪，闭阻经络、关节，使气血运行不畅，不通则痛，故而引起肢节疼痛。风邪善行数变，故行痹表现为关节游走疼痛。寒为阴邪，其性凝滞，主收引，寒气盛者，气血凝滞不通，发为痛痹，表现为关节冷痛。湿为阴邪，重浊黏滞，阻碍气血运行，故着痹表现为肢体重着，痛处不移。汉代的《说文解字》及《神农本草经》说过："痹，湿病也。"风湿病的发生以夏秋为主要发病季节，而其加重则在冬春季。这对本病的预防及治疗具有指导性的意义。

二、重动静，察阴阳

曹老师认为动静是《黄帝内经》的基本概念，人体的动静只是一个现象，其背后反映着阴阳之气盛衰的深刻机理。《素问·阴阳应象大论》说："清阳上天，浊阴归地，是故天地之动静，神明为之纲纪，故能以生长收藏，终而复始。"《素问·天元纪大论》说："动静相召，上下相临，阴阳相错，而变由生也。"《素问·五运行大论》说："天地之动静，神明为之纪；阴阳之升降，寒暑彰其兆。"曹老师认为动静之中见阴阳，万物的生长变化、疾病的进退都离不开动静，观察病人的动静，就可以判断风湿病进退，从而知道临床治疗的有效性。

三、重阳气，察邪正

人体运动是阳气推动的结果，关节之所以能活动，就是阳气盛，因此可以运动自如。督脉循身之背，由于督脉总统一身之阳气，如果督脉脉气失调，就会出现"实则脊强，虚则头重"的病证，这都是督脉经络之气受阻，清阳之气不能上升之故，会发生腰脊强痛，即强直性脊柱炎。阳气下降，风寒湿阴邪容易侵犯和留滞，所以会出现肢体关节困乏无力，或者出现"晨僵"现象。"动而生阳，静而成阴"，一般的风湿病患者晨僵时间有长短，随着活动增加，或者自然界阳气逐渐隆盛，晨僵也逐渐减轻，直至消失。这些变化，说明邪正进退的变化。治疗后病情减轻，晨僵也可好转。提倡患者在治疗的同时适当地活动各个关节，住院患者早饭后均统一做一种康复操，以辅助治疗。症候变化正是阳气盛衰、邪正斗争的结果，对于临床治疗风湿病具有指导意义。

四、重脾胃，助运化

因脾主湿，而湿性黏滞，阻碍气机，故一般风湿病多兼有脾湿不运或湿困脾土及气机不畅等症状，如头沉而重、胸闷纳呆、腹胀身倦、苔腻、脉濡缓等。湿盛则肿，无力为虚，不通则痛，反之亦然。脾有运化水湿的功能，当脾虚后，最常见的症状就是湿的代谢失调，也就是说湿气代谢不出，留滞体内，形成湿邪而致病。风湿病里的骨关节病、关节肿胀积液是因为湿邪盛，无力是因为正气虚，疼痛是因为血脉不通畅，即"不通则痛"。临床多数治疗风湿病的药物均具有损伤脾胃的副作用，因此在治疗用药时要先固护胃气，并适当选用具有健脾作用的药物。

五、重治虚，防损伤

《黄帝内经》曰："五脏皆有所合。病久而不去者，内舍其合也。"风湿病初起表现在筋脉皮骨，病久而不愈者可内传入脏，故古有脏腑痹之说。病邪入里，一旦形成脏腑痹，则更伤五脏。五脏伤则肢体关节之症随之加重，形成病理上的恶性循环。脾司运化，主肌肉。脾胃生化不足，气血之源虚乏，则出现四肢乏力、肌肉消瘦，甚至肢体痿弱不用。肾主骨，肝主筋，因风湿病之主要病变在骨及关节，日久则形成骨痹、肾痹，最终致骨质受损及关节屈伸不利和（或）肿胀变形。在治疗上多从滋补肝肾、健脾益气入手。

曹老师这些见解，都可以从《黄帝内经》中找到依据，但是，并不是"本本主义"，只相信书本，不相信临床，而是说明中医的理论是从细致观察病情不断总结出来的，不管这种理论形成得有多早，都是临床总结出来的深刻概括。曹老师诊治疾病总是利用中医思维，站在一定的战略高度指导着临床用药之战术，独具魅力，值得与同道分享。

李源跟师记

跟师赵振兴

一、赵振兴诊治情志病学术渊源与特色

赵老师对情志因素致病有独到的认识和丰富的临床经验。

望舌缨线是中医望诊的重要内容，近似于古代医家朱丹溪所论述的"舌上白涎"，赵老师结合古代医家的经验，参考当代一些同道的相关论述，在此基础上，进一步完善和丰富了"望舌缨线"诊治情志病这一中医特色方法。经过多年的临床探索和实践，创立了夜交藤预知子汤、夜交藤合欢皮汤等用于治疗情志病的特色方药。总结出临床治疗情志病用方用药及治疗经验：不以大补大泻为剂，而以疏调气机配合心理疏导（话疗）为法。

1. 独创以舌缨线的变化为导向，判断情志因素致病的进退

心理治疗对于医务工作者来说非常重要，临床上有很多事例也说明通过医生的"话疗"使患者对医生十分

信任，同样的治疗常可收到意想不到的疗效。赵老师常说信仰产生动力，信任发挥疗效，医生在患者心目中的信誉胜过广告。我们中医人都知道，曾经作为中医十三科中的"祝由科"目前已被严重淡化，它是中医心理治疗的重要内容，因精华和糟粕共存，常因为有封建迷信内容而被人们抛弃。我经过20多年的学习实践，已把"祝由"的部分内容广泛地运用于临床，通过"舌缨线"这个中医诊病的客观指标，运用"话疗"这种患者能接受的形式，为患者提供人性化服务，收效显著，其中有价值的内容已成为赵老师临证诊治此类疾病独有的优势资源，这种资源的发掘、弘扬和推广是通过批判性的继承，剔除其糟粕，并通过在临床实践中不断完善，成为患者认可的服务内容。如为患者捶打背部俞穴对拉近医患关系有不可估量的作用。

2. 夜交藤预知子汤

组成：夜交藤 30～60g、预知子 12g、合欢花 10g、丹参 10g、栀子 6g、连翘 10g。

功用：行气解郁，清心除烦，交通阴阳。

主治：本方可用于治疗由于情志失调导致的以气机不畅、阴阳失调为病机的多种疾病，尤其是七情为病、病位深、症状错综复杂者，或辨证无从下手、无证可辨等复杂病证，均可获良效。

用法：每日1剂，加水适量，头煎20分钟，二煎30分钟，2次煎液混匀，分早晚服用。

方解：夜交藤味甘性平，养心安神，养血通络，重用可升清浊，降逆止呕，交通阴阳；预知子别名八月札，味苦性平，疏肝理气散结；合欢花味甘性平，安神解郁，与夜交藤相伍尚可安神解郁，善除寐中梦多；丹参味苦性微寒，凉血养血安神；连翘味苦性微寒，清心除烦，通行十二经，重用活血散结，对气血凝聚之处，有通达消散之殊功；栀子味苦性寒，通利三焦，引邪外出。诸药合用，共奏行气解郁、清心除烦、交通阴阳之功。

加减：寐差者可加延胡索10～20g；肢体烦痛，影响睡眠者加炒白芍20g、炙甘草6g；眩晕明显病程较长者，加郁金10g、石菖蒲10g、桑葚30g、菊花5g；心悸明显者，加龙骨10g、龙眼肉20g、茯苓30g；舌苔少，口干明显者，加沙参10g、元参10g、石斛30g；气滞明显者，加陈皮6g、枳实6g、桔梗6g；肝郁较重者，加玫瑰花6g、代代花6g、生麦芽30g；气虚明显者，加党参10g；心经热盛者，连翘剂量增倍，加莲子芯3g；络脉痹阻不通者，加丝瓜络10g；便秘烦躁不安者，加酒大黄6～15g。若与温胆汤合用，再加大黄6～30g（先从小量开始，每周增量3g，逐渐加量），可用于精神分裂症和神经官能症，症见烦躁不宁或狂躁、便秘数日不行者。

二、赵振兴治疗肿瘤的经验浅述

赵老师根据他从医40余年的临床经验，总结出肿瘤治疗四法：

（一）肿瘤早期的防治（提前预防期）

早期预防的重点就是睡眠要充足、饮食要合理、情绪要稳定、烟酒要戒掉、年年要体检，出现征兆服中药。早期对出现咽干、口干、咽喉发堵、乏力、整天心气不顺者，可用扶正开郁汤。药物组成：仙鹤草30g、翻白草20g、预知子10g、天花粉10g、青皮6g。临证可在此方基础上随症加减，本方可用于肿瘤早期的预防。

（二）肿瘤初期的治疗（期待决策期）

肿瘤已早期确诊，但未做任何西医治疗，可接受中医调治20天以上，再做决断接受西医的决策抑或中医调治，放松心情，其治疗原则是扶助正气，抵御肿瘤进一步扩散，方用扶正抗瘤汤。药物组成：仙鹤草30g、黄芪30g、银花30g、当归30g、丹参15g、乳香6g、没药6g、白芷6g、丝瓜络6g、竹茹6g、橘络3g、陈皮3g。临证基本方服用，疗效较好，本方对乳腺肿瘤、前列腺肿瘤疗效较好，少数患者服药不足一个月肿瘤消失。

（三）肿瘤中晚期治疗（积极治疗期）

临证对已确诊为肿瘤且有转移倾向的中晚期患者，其治疗原则是活血散结为主，常用处方为活血散结汤。药物组成：海藻20g～30g、生甘草10g（一般不写在处方上，嘱家属单配放入，因属十八反，药房不予配药）、海浮石15g、赤芍10g、丹参10g、皂角刺3g、山甲珠3g、连翘30g、炒王不留行20g。加减：消化系统肿瘤加壁虎一条；肺部肿瘤加石苇10g、金荞麦10g、桔梗6g；骨转移加骨碎补 10g、牡蛎 30g；疼痛者加元胡 20g、三七粉 3g。

（四）肿瘤晚期的治疗（延缓生命期）

肿瘤晚期或术后放化疗后体质已虚、大肉已脱者，不可用西药有毒之品，应补脾益肾为治。配合食疗、心疗，逐渐恢复病人的消化吸收功能，精心调护以延长生命，常用方为人参养荣丸、归脾汤、健脾培元汤、补肾健脾汤、七味白术散、参苓白术散、六君子汤等。

注意叮嘱病人忌食蛇肉、无鳞鱼、羊肉、驴肉，黏硬冷凉、辛辣之物，多食小米粥、白面粥等。

赵老师通过临床观察发现可能患肿瘤或重大疾病先兆 7 条，并总结指出：如果 7 条中有 3 条以上指征者，大多 10～15 年后会有重大疾患出现：①舌质晦暗，无生机。②舌下络脉青紫，浊毒积聚。③口咽干燥，身乏津。④乏力、消瘦无原因（西医查不出原因）。⑤日子好过不想活。⑥重大创伤难忘记。⑦咽喉发堵气不顺。

赵老师临证心得：治疗肿瘤，西医主张消灭癌细胞，常采用手术切除和放化疗。中医强调正气之维护，主张带病延年。相同点就是都主张早发现、早治疗。西医过分强调手术切除病灶和放化疗，绝大多数人相信西医而采用手术加放化疗或坚持按疗程进行放化疗，只有少数人相信中医选择服用中药。选择西医治疗的大多数病人早早结束了生命，或最终没有尊严地活着，困苦不堪，同时给家庭留下一大笔外债，人财两空而撒手西去，并且消耗大量的医疗资源，给家庭和社会造成很大压力。赵老师从千百人活生生的实例中反思和感悟，明白了一个道理：肿瘤也是慢性疾病。他认为患者需要重视治疗，但不可过度反应，也不要过度治疗，70岁以下适合手术者应尽快手术，术后直接通过中医调治，只要脾胃不伤，能进食，能活动，配合中医治疗，多数人能延长生存期，有尊严地生活，家庭医疗负担不重，病人痛苦少。若坚持放化疗，病人体质会下降，进食减少或不能正常饮食，即使接受中医治疗也是"死马当活马治"。多年来赵老师在和患者或家属接触中常常呼吁病患慎重手术，适当放化疗，尽量采用中医疗法或中西医结合治疗，得出满意的结果，生存期延长者越来越多，肿瘤完全消失者也不断增加。虽然数量不多，但总是给人们带来了希望。

三、赵振兴诊治中风病经验

中风病初期过早用补益药，往往助邪加重病情，应根据病情选用通腑醒脑法。不论大便干稀，只要2日未便即可选用本法，对降低死亡率、致残率，提高疗效十分重要。本法属于截断疗法。赵老师临证常用药物为生大黄、桑寄生、钩藤、石菖蒲、天竺黄、羌活合温胆汤，大黄用量以大便稀1~2行/日为宜。

中风病初期，活血化瘀、涤痰通络、通腑醒脑为其治疗大法。对出血性中风，适时应用活血化瘀药，可使离经之血消散吸收，达到祛瘀生新的目的。

中风病后遗症期选用石斛、玉竹、沙参、丹参、枸杞可育阴通络，较单用活血化瘀法疗效佳。

中风重症病人保持大便通畅非常重要，即使没有便秘之象，也要加服通腑之品，通腑之品对血压和颅内压均有降低作用。对中风病人可用下方灌肠，方法：生大黄30g、黄芩30g、知母20g，加水煎成300ml，待温保留灌肠，每日1～2次，疗效好，可促使病人苏醒。大黄一药入脾胃经，有畅利中焦之殊功，临床证实其有泻火、化痰、利水通便、消食降浊的作用，以上作用都是畅利中焦、令升降有序的结果。本品为中风病常用药物，通腑泄热用生大黄，重用，中病即止；化痰通络，化瘀降浊，用酒大黄或大黄炭，用量宜小，可在辨证的基础上适当久用之，其效佳。

白蒺藜与牛蒡子合用，可用于急性脑血管病的治疗。白蒺藜重用20～30g有利窍通络之功，民间有"白蒺藜、路路通一身带刺，四通八达，无处不到"之俗语；牛蒡子解毒通便降颅压，治中风有殊用。临床中风病人凡见肝功异常者，禁用蜈蚣、全蝎等虫类药，可用白蒺藜30g、牛蒡子20g、路路通10g代之，担当通络利窍大任。

中风急症，医者要十分留意患者的大便排泄问题，凡数日不行或便黏不畅者，均可用通腑泻浊法治之。通腑泻浊可促进醒脑开窍，有助于神志及肢体功能的恢复，常用药有大黄、虎杖、瓜蒌、枳实、天花粉、炒榔片等，或用升降散加瓜蒌亦可。

中风急性期，西医治疗常用甘露醇以降颅压，但甘露醇脱水时常伤真阴，加入通腑泻浊也伤阴耗津。不论中西医，临床治疗中风大多长期应用活血化瘀药，活血化瘀药久用损伤气阴，故中风病恢复期治以益气养阴为主，辅以化瘀通络常收良效。常用药物为石斛、玉竹、沙参、丹参、枸杞、鸡血藤等，辨证选药，常收效。

舌象对中风病的转归与预后有着重要的指导意义，临证一定要留心观察。若见舌质淡红、苔薄白，表示病轻；若见舌质紫暗或舌有瘀斑或舌下络脉青紫怒张、苔黄腻、伴有舌颤者，均提示瘀血阻于脑络，为肝风内动之危候；舌质由红变暗红，表示瘀血内结；舌苔由白变黄，表示病情加重兼有热象；舌苔变黄厚腻，表示痰热内阻；若舌质由淡红转红或由红转暗红，表示病进；若厚腻苔剥脱为舌绛少苔，则提示气阴受损；舌质由暗红转红、由红转淡红为病退；若舌苔由厚转薄、由黄转白则表示病已好转。

四、赵振兴诊治老年病的特色与经验

对于老年患者，赵老师临证组方用药的特点是，讲究方药的协调性和药物的平和性，经常用平常方、常见药治难症愈大病，组方"平和中正而愈病"是先生用药治病追求的最高境界。随师学习以来，峻猛之药少见使用，贵重之药极少使用，我们曾问之，先生说："使用峻猛之药，对加工质量、煎服方法、佐使之药要求很高，中病即止又很关键，医者有时很难掌控，虽对症治病多有见效，但偾事者也不少见，所以临证尤其是对于老年患者能用稳妥之药治之才是上策。用贵重药，老百姓是难以承担的，而平常药就可使病愈，非特殊情况外，一般不要使用贵重药。"

先生还教导我们，65～70岁以上老年人临床用药方药用量宜半量。诊治老年病，遣方用药除要准确辨证用药外，还要特别注意病人的饮食情况。若食量大者，药量宜大，若食量小者，药量宜轻，食量大小反映了老年人的胃气强与弱，此点不可不知。

老年病用药须用毒性较小或无毒之平和之品，驱邪而不伤正，扶助正气而不助邪气。正气不退，邪气不进即为有效；人留病在，和平共处而带病延年。用药主要在于遵循古训："大毒治病，十去其六……无毒治病，十去其九。"

治疗老年病用药以平和为要，忌攻伐太过，理气活血、化痰不可太过，过则伤其正气，若病情需要用峻猛攻病之重剂时，中病即止，不宜久用，以免损伤正气，临证需切记，不可犯虚虚实实之戒。

中医认为抗衰防老首先要注意生活的调整，合理营养和锻炼身体，同时还要借助补虚药物来预防、保健，这样才能达到保健强身的目的。对于已患多种疾病的老年人来说，通过药物的综合调理，也可达到"带病延年"的目的，中医对改善和提高老年人的生命质量确有重要的意义。

临床上对老年病的治疗，治痰化浊为其基本治疗原则。祛除或化散痰浊是防止老年疾病发生发展的重要治法，也是改善其内环境，增进气血运行，减轻脏腑损伤，延缓衰老的重要治法。过度治疗和对疾病的过度反应是对医疗资源的浪费。赵老师的观点是：对老年人所患的多脏器功能减退或老年性肿瘤要以人为本，要充分考虑患者的体质、精神状态、经济承受能力，不宜做过多的检查。其中特别是对肿瘤患者，一定要权衡利弊，保人为主，不适合手术的切忌手术，适合手术者，术后宜用中药调理，远离放化疗为上策。"带病延年"的观点是治疗老年病的最高境界。中医"带病延年"的观点，为1300年前唐代名医孙思邈所倡导。

临证对某些老年慢性病的治疗，不可一味攻病，要采用调补脾肾之法予以扶正。正气足，邪气不进则为有效；病与人体"和平共处"，身体状况保持平稳状态即为治疗有效。"带病延年"的思路，适用于一切老年病的治疗，调补脾肾即可扶助正气。老年病的调治，重在脾肾二脏。《寿亲养老新书》说："大体老人药饵，正是扶持之法，只可用温平、顺气、进食补虚、中和之药治之。"

老年病的治疗，用药不可过偏过猛。治疗时注意顾护脾胃，补虚注意平和之药，缓缓图之，同时注意食疗。

治疗老年病应了解老年人患病特点和规律，对高龄病人不论体质如何均要考虑自然规律的影响，高龄之人

李源跟师记

机体各脏器功能均日渐退化，虽有个体差异，但普遍规律是身体弱、气血虚、病证多、病程长。自然衰老加上慢性病导致气血耗损，因此，对老年病之治疗不能求速效，不可药重，一定要小剂轻投，缓缓调理方可收功。破气破血之品，也就是古人所说"破墙倒壁"之药，必须慎用，以免变生他症。

治疗老年病尤其要重视胃气为本。久病之人，脾胃已弱，故遣方用药一定要顾护胃气，药量宜小宜轻，宁可多服几剂，亦不可重剂杂投，欲速不达，更伤中气，这是用药原则，必须予以重视，并在实践中努力掌握。

治疗老年病一定要留意活血化瘀药的应用。老年人五脏已衰退，功能已不协调，加之多种慢性病久治不愈，络脉瘀阻已成疾病之根源，要通过活血化瘀法消除机体内的淤积，纠正脏腑虚衰以使气血平衡。临床实践证明治疗老年病把活血化瘀法融合到防病治病上常收良效。老年病的治疗，不论其体质强弱，脾胃能否承受，一概用补法常使病情加重或变生他病。

下篇　杏林感悟

耿保良跟师记

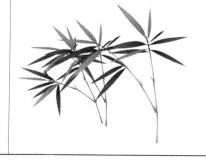

跟师曹东义

1. 储某，男，60 岁，2016 年 10 月 8 日初诊。

诉：左手麻木发作 1 周，去年冬天曾发作，经治疗病愈，纳可，便调，手足温。舌淡，苔白脉沉。

方药：桂枝 20g、白芍 30g、桑枝 15g、伸筋草 12g、透骨草 12g、黄芪 15g、当归 10g、川牛膝 15g、香附 30g、生地 15g、鸡血藤 30g、泽兰 30g、丹参 30g。7 剂，水煎服，日 1 剂。

按：这位病人手麻，其他身体情况正常，曹老师在补气补血的同时加入桑枝，来引其他药物到上肢，同时加用伸筋草、透骨草，治肝肾不足、筋骨失养、屈伸不利、肢体麻木、筋骨挛缩，有伸筋透骨之效。

2. 董某某，女，70 岁，2016 年 6 月 10 日初诊。

诉：脚垫多年，双足掌皆有，曾两次手术挖丁，反复生长，痛不能下地行走。现症：右足痛。纳寐可，便调。舌淡，苔白脉滑。

方药：桂枝 15g、白芍 30g、伸筋草 12g、透骨草

12g、威灵仙 10g、川牛膝 15g、生地 15g、三棱 15g、莪术 15g、郁金 15g、香附 30g、牡蛎 30g。7 剂，水煎服，日 1 剂。另用解痉镇痛酊一瓶，外涂按摩。

2016 年 7 月 18 日病人来告知，现在脚底已经不痛，并且脚垫已经没有了，出现结皮，治愈。

按：这个病例很神奇，病人病史很长，反复治疗、开刀两次都没有治好，并且痛得不能走路，仅用了 7 剂药再加上自己的按摩就有了很大的改善。

跟师赵振兴

一、赵振兴学术经验体会

跟随赵老师出诊转眼已经三年了，回顾以往，在跟诊过程中学到了很多的东西，既有中医的理论、用药方法，也有做人做事的原则。走到诊室，看到的是病人们喜悦的笑脸，听到的都是欢声笑语。赵老师时而劝解病人，时而用手捶打病人后背，时而指导学生开方。下面介绍我跟诊的一些体会。

1. 用药少，节约用药资源。赵老师用药基本是 10 味药左右，很少有超过 15 味药的。既节省病人的药费，又减少药物的浪费。

2. 用药量小。赵老师说大夫用药量要小，尽量减少大量用药，一个是节约药资源，再有现在都是人工种植药物，有时会有很多的残留农药，所以大夫在大量用药的同时要考虑中药里农药副作用，戏称为中药的邪劲。我们用的药量过大，治病效果不大，但是中药里的邪劲

耿保良跟师记

很大，不仅起不到治病效果，反而会影响病情的变化。

3. 耐心对待病人，对病人家属同样要有耐心，解释好病人的情况，并且在对病人进行治疗的同时也要给家属做好思想工作，让家属给病人创造一个好的环境，有利于病情的好转，让家属和病人、医生一起努力把病人治疗好。

4. 接诊病人注意技巧。

5. 在开方的同时做好病人的思想工作，打开病人的心结，找到致病的原因，解决问题，提高治病的效果。在与病人聊天过程中赵老师时常劝解病人多干活少说话。要搞好夫妻关系、邻里关系、工作关系。赵老师说得最多的是《善待媳妇歌》。

> 媳妇坐车你推着，
>
> 媳妇幸福你跟着，
>
> 媳妇睡觉你忙着，
>
> 媳妇有事你帮着，
>
> 媳妇心烦你哄着，
>
> 媳妇高兴你笑着，
>
> 媳妇花钱你攒着，
>
> 媳妇吃饭你陪着，
>
> 媳妇干活你夸着，
>
> 媳妇说话你听着。

每当赵老师把自己的这几句话说完，夫妻一起来看病的都会笑着离开。这也是赵老师说的治病攻心为上。

6. 口服用药的同时可以让病人用中药渣熬水洗脚泡脚。这样既可以内服药治疗，也可以与外洗起到一定的作用。

7. 在给病人治疗的同时，如果家属也不舒服，可以让家属喝病人的第三煎药汤，既节约中药资源也可以节省药费。并且按照中医理论，病人和家属一起生活，环境相同，脾气秉性也差不多，容易发生相同的病证。

二、如何避免医患纠纷

现在医患关系紧张，医疗纠纷多样性的情况越来越多，如何避免医患纠纷是让很多大夫、医院领导感到为难的大问题，医患之间有时候因为一句话就出现很多问题。医生每天接诊量大，必然无法对每位病人做好接诊的工作，没时间详细了解病人的具体情况，更不会去听病人的诉说，来缓解病人的心理压力。这给病人一种感觉，到医院一次什么都没有解决，还白花钱。

跟诊赵老师你就会明白这种大夫肯定不会出现医患纠纷，确实如此，这样用心为病人治病怎么会出现医患纠纷。赵老师对每位病人都耐心地解答他的问题，解决病人的心理负担，让病人放下包袱，轻松上阵，战胜疾病，这往往比用药还要关键，病人心里放开了，有了治病的信心，自然会更亲近大夫，怎么还会出现纠纷？所以在赵老师的诊室里听到的都是聊家常、说工作、谈委屈，一切都是在解决病人的思路和看问题的角度，打开病人的心结，所以病人愁眉苦脸地来，满心喜悦地走。病人自己就会觉得找对大夫了，认为这大夫好，回家安心吃药。同时赵老师要求病人回家多干活少说话，尤其有些重病人回家不要对外人提起自己的病，以免外人的询问加重自己的心理负担。赵老师自己常对病人说："相信我药就有效，百分之百地相信药就有百分之百的疗效，半信半疑就有百分之五十的效果，对大夫不相信就一点效果没有。"这里就显示出了医患之间沟通很重要。

另外在给病人诊病的同时，医生同样要给家属做好工作，让家属认识到病人的情况，在家中做好配合，缓解整个的家庭氛围，创造好的环境，从而有利于病人病情的康复。对于病人的病情，很多家人的心理紧张程度往往要高于病人自己，这给家属自己造成很大压力，吃不好，睡不好，工作不松心，这样也不利于病人康复。缓解家属的心理问题，改变他们的认识，同样是解决医患纠纷的重要手段。

经过赵老师这样一个诊疗过程，无形之中消除了医患之间的距离，让患者和医生成了一家人。

三、关于读书

赵老师对读书很重视，每天门诊完都会回家读书做笔记。我曾见过赵老师捐赠给河北中医学院的书籍，有几千册，各个方面的书籍都有，宗教、历史、人文、社科，这些书籍赵老师都看过，可见赵老师的读书量之大。

并且，赵老师每天读书做笔记，提高自己的医术，为临床实践打下了良好的基础，所以赵老师门诊病人量一直很多。赵老师也一直要求学生多读书，学习中医，实践中医要从读书实践上下功夫，初入医林，不可理想太高，急于成名成家，要多向老中医学习，要练就门诊坐功，只有虚心求教，努力实现坐热岗位，患者知道这个大夫能看病，慢慢就集聚了人气，病人多了实践的机会就多了，本领就大了。他就是这样走过来的，给我们这些中医后辈做了示范，也给了我们信心。

四、一张特殊的处方

赵老师在门诊诊病，时常为病人开一张特殊的处方。赵老师时常根据病人的实际情况，无论工作、生活、家庭、长辈、孩子，只要与疾病有关系的事情都可以用自己的语言为病人写几句朗朗上口的顺口溜，让病人时常在家看、读，来解开病人的心结。

《为了孩子少上火》

少小无知需上学，孩子上学养自觉。

督促学习要适度，不能天天都上火。

学习兴趣靠培养，先学做人接着学。

上课听讲要认真，回家帮着干点活。

按时睡觉别熬夜，心态平和免上火。

恨铁成钢拔苗长，惹得一家都上火。

为争分数排名次，名次下降又上火。

家长放手孩子学，学好知识再上学。

挖掘潜力上大学，大学毕业接着学。

家长积蓄全花光，都是为了孩子学。

宽松环境家和谐，人生阅历是大学。

《乐观能祛病》

心里添毛病，肩上担子重。

眉头常紧锁，知道心有病。

登高向远望，大地植物青。

蓝天飘白云，思绪要放松。

做人心向善，有苦也幸福。

天下人平等，乐观能祛病。

忘病病就去，有病咱去扔。

脸上带微笑，老头也年轻。

简简单单几句话，就说明了病人的病因，也说到了一些社会的问题，教给病人如何更好地处理问题，有助于病人的康复，还解决了病因。给病人诊病的过程中，添了几句这样类似玩笑的顺口溜，给整个诊室带来了欢笑，打开了很多病人的心结。

五、传承中医

赵老师利用在家休息时间，把自己曾经跟诊学习过的38位老大夫的中医经验和自己曾经做过的笔记进行了整理，把前辈的东西根据自己临床当中的实践经验和用过的方法，进行深一步的整理，做成笔记，发给我们每一个学生学习，这样不仅老一辈的东西不会丢失，还让那些老一辈的经验更能符合当下这个社会环境的情况，更有利于我们这些后辈在临床当中使用，减少了我们的摸索时间。为了让老一辈的东西传承下去，赵老师做出了巨大的贡献。

六、重病用药

赵老师在门诊多年，见过各种各样的病人，病轻的，病重的，疑难杂病等。赵老师见过的重病比较多，有癌症、有中风等。有的病人来了急着想让病快点好起来。而疾病本身有自己的发展规律，所以很多时候用药后不见效，没有好转。这时候赵老师都会耐心地解释："治病要有信心。""对于重病，常用药常不见效常有效。"这是赵老师常说的一句话。对于重病人，用药过程中总是不见效，其实对于病人来说病情没有往重里发展就是有效。好像开错方向的火车，要想往回开，总要先让火车停下吧，能停下来才能开始往回走。治病也是一样，对于重病，用药先让病情稳定住，或者在用药过程中没有见到好的效果，但只要没有往严重的方向发展，这就是有效。所以往往是大夫的治疗是正确的，可是病人没有信心，很多半途而废，又去找其他的大夫进行治疗，结果治疗一段时间还是没有效果，又更换大夫，往往很多病人转了一大圈又回来看病。所以注重医患沟通，鼓励病人战胜疾病，这样也可减少病人的思想负担和经济负担。

七、荣络通玄汤方的理论基础

荣络通玄汤是赵老师应用很广泛的一个方子。

荣络通玄汤方：当归 10g、白芍 20g、山萸肉 20g、青皮 6g、细辛 2g、橘络 3g、羌活 6g。久病络虚，视物不清，头昏健忘，夜卧心烦，手足麻木。但见一症便是，不必悉具。（若无山萸肉可用黄精替代。）

络脉是广泛分布于脏腑组织间的网络系统。络脉分布广泛，络脉之络所涵盖的不仅仅是微循环系统，络还有网络联络之意。络脉既是循环系统即血液运行的通道，又是人体气机上下通行的道路，神经细胞膜有信息传递的功能，体内代谢废物（浊毒）异常堆积，影响络脉的畅达，致使沟通脏腑器官或组织之间的微小孔道（玄府）闭塞。玄府也可称为气络、孙络，是络脉更细微的末端，久病络虚，应用活血化瘀药络通而气虚，正气耗伤、浊毒难化而变生诸多病证。应用荣络通玄汤可以荣养络脉、宣畅玄府而恢复机体正常代谢，浊毒化、玄府畅而疑难病证的治疗可望收到疗效。

赵老师把对疾病的认识加深了，对认清疾病的来历、如何更好地去除深层次的疾病，给我们提供了一条道路。

八、温阳四药的应用

很多阳虚的病人，还有 70 岁以上的老人真阳亏虚，都不能用大量的扶阳药物，所以赵老师经常用的方子是温阳四药。温阳四药：仙灵脾 3～6g、炮姜 1～2g、桂枝 2～3g、巴戟天 3g。

这个方子利用的是少火生气，壮火食气。运用少量的温阳药物达到温阳的目的。仙灵脾温肾阳，炮姜温脾阳、肺阳，桂枝温心阳，巴戟天温肝阳，这几味药组合到一起仅仅用小小的药量就能达到温五脏阳气，温五脏促和谐，激活振奋五脏阳气的作用。

九、关于煎药方法

赵老师在门诊诊病用的是百分之百的中药处方，都是饮片，所以病人回家熬药是一大问题。如何让病人简单省事、安全有效，是赵老师经常考虑的问题。赵老师经过实践摸索出了压力锅煎药的方法，并且在诊室里推荐给大家。压力锅有几大优点：不用考虑先煎后下的问题，缩短了煎药的时间，提高煎药的质量，药效有保证。

十、关于肿瘤病人

生活环境的污染，饮食的污染，生活和工作的压力，造成癌症病人增多。对于肿瘤病人的治疗，赵老师有自己的理解。大肉已脱的病人，不能吃饭、不能放化疗的病人，要以补肾健脾为主，可以吃炒白面、小米粥来延长生命。所有的肿瘤病人都不能吃保健品，以免造成病情恶化，营养品的营养都补充到肿瘤细胞里了。70 岁以上的老人根据体质和消化系统的状况尽量采取保守治疗，以免手术耗伤元气或者出现医患都不想见到的情况。

家人的过度治疗和过度的反应往往造成病人走得更快。

所以在治疗过程中：医生的话不能全信，家属的话不能全听，要尊重病人的选择。

对肿瘤病人运用中药治疗，中医往往有自己的独特之处，尤其是能提高病人的生活质量，带瘤生存，让病人生活得开开心心，有尊严，这与中医的治疗观念、方法有很大关系。

十一、为病人捶打后背

赵老师诊室里的一大特色就是赵老师为每一位病人和家属耐心地捶打后背。不要小看这样给病人捶打几下后背，往往这样几下给病人造成的心理影响和身体的影响对病的康复有很大好处。跟病人沟通解决病人的心理问题，捶打后背时近距离地接触病人，加强了医患关系，同时捶打后背解决了病人颈椎、肩部、胸部的问题。人在生病时心理压力增加，心里郁闷，胸中一口气憋在心中，通过捶打这样的动作舒缓了病人心中的郁闷，所以很多病人在大夫捶打完以后都说很舒服，有的捶打几下后都感到浑身发热，脑门要出汗。这样捶打几下调动了病人身体气机的运转，活动病人的气血。所以这样对病人好处多多。

下篇 杏林感悟

张培红跟师记

跟师曹东义

一、曹东义学术思想整理与研究

指导老师曹东义 1975 年开始行医，已有 40 余年临床经验，近 20 年积累的中医处方有一麻袋尚未系统整理，足以说明他是一个临床家。他从 1988 年开始发表论文，至今公开发表的论文有 400 多篇，编写和主编著作有 20 多部。完全阅读这些论文、论著是很困难的事情，现在仅就一部分内容来看，他还应该属于中医的理论家、思想家和教育家。下面分四个部分，进行概要叙述。

（一）研究扁鹊医学，护卫中医根本

司马迁在《史记》之中指出"扁鹊言医为方者宗""至今天下言脉者，由扁鹊也"。然而，历经两千多年的流传，扁鹊的形象逐渐被人为地模糊了，他的生活年代、学术成就、对中医的影响也随之而被虚化。

为了澄清有关谜团，弄清中医学奠基时期的医学状况，曹老师主持"扁鹊秦越人生平事迹研究"课题研究，

通过大量考证、论证，证明扁鹊生活于春秋末期，与孔夫子、赵简子同时代，那个时候老子的《道德经》刚成书，扁鹊论述医学理论的时候，大量使用阴阳、脏腑、经络、气血等概念，却不谈论"道"。曹老师认为这说明扁鹊不晚于老子，未受道家思想影响。而今本《黄帝内经》成书于战国至两汉，其中论述医理时经常用"道"，深受道家思想影响。这说明《扁鹊内经》比今本《灵枢》《素问》构成的《黄帝内经》还要古朴。扁鹊的医学思想见于《脉经》等医学典籍之中，随着成都老官山汉墓扁鹊医书的出土，我们将会获得更多的证据。扁鹊对后世的影响，诊脉见五脏症结，为中医打下了深刻的历史印记。他四诊合参，开创临床各科，是中医临床医学成熟的标志。司马迁说扁鹊是中医的宗师，是完全可信的。

曹老师的有关考证，得到了京津冀川陕湘等地 11 位著名医史学家的赞扬，获得了 1993 年度卫生厅科技进步一等奖。1996 年出版了《神医扁鹊之谜》一书，引起国内学者高度重视，甚至与他观点不一致的山东学者也请他鉴定有关课题。20 多年以来，他经常发表有关论文，不断把扁鹊医学、扁鹊文化研究深入推进并展示给广大同道和大众，在国内被公认为该领域首要的科学家。

（二）主张寒温统一，指导传染病防治

曹老师在中国中医科学院中国医史文献研究所读研究生时，做的论文《宋金元伤寒学术源流探要》，深刻阐

述了宋金元时期的医学家如何继承和发展了张仲景的伤寒学，如何启发了明清的温病学，他的论文摘要《中医外感热病学说的演变》发表在 1988 年《中华医史杂志》，在该领域崭露头角，引起国内学者重视。

此后，他不断探索，使自己的研究更加完善。在 2003 年非典疫情暴发的时候，他两次致信卫生部非典领导小组，献计献策，呼吁重视中医经验，事后国家中医药管理局信访办来信说他的意见很受重视。2004 年出版的《中医外感热病学史》，得到邓铁涛、朱良春、路志正等先生的鼓励和赞扬。同时他申报和主持了国家中医药管理局课题"中医外感热病诊治规律研究"，不仅发表了系列论文，而且于 2006 年出版了《中医群英战 SARS》《瘟疫论译注》，2008 年出版《热病新论》。

曹老师强调中医诊治模式的转化和改变，就是中医学术创新。《黄帝内经》热病、张仲景伤寒、吴又可瘟疫、清代温病，存在着统一起来的病理基础，统一为热病之后，便于规范诊治。"热病"不仅病名古雅，而且是患者的自我感觉，也是医生的客观根据，又可以与西医交流，还便于向世界介绍中医的成熟经验。这就避免了新疫情暴发之后中医应对的混乱局面，给临床一线人员战斗的武器。

曹老师主张分级诊疗，病证与方药都纳入其中，并为未来发展预留空间。他概括为"病如河流，证似舟，系列方药像码头"，并解释说，病人可以从任何地方下河

（表里发病不同），也可以从任何码头上岸，关键是要辨证论治。如小船一样的证，可以随时变化，就像河里的小船向上向下游动不定。医生的责任，就是不要让患者在河里待太久，更不要沉没。张仲景沿岸修建了112个"经方"小码头，吴又可建了"达原饮码头"，叶天士、吴鞠通增补了一些码头，如今的生脉注射液、丹参注射液、清开灵注射液等都是小码头，正确使用都可以帮助患者恢复健康。但是，不能像西药那样使用，而必须辨证用药，使病证与治疗方药紧密契合，才能效如桴鼓。

他的有关研究得到了邓铁涛、朱良春、任继学、李经纬、余瀛鳌、贾谦、李浩等著名中医专家、学者的赞扬和鼓励。

（三）用科学捍卫中医，阐述中医本质

2006年出现了反中医思潮的沉渣泛起，网络、媒体上《告别中医中药》、万人签名让中医退出医疗体制回归民间，中医界与社会一片混乱。

曹老师挺身而出，他放下手边的研究课题，用科学语言回击这股反中医思潮，首先在网络发表《奉劝张功耀迅即放弃固执与偏见》《不能放任张功耀告别中医中药泛滥》，又于2006年在《医学与哲学》发表《驳告别中医中药》《张功耀为何误读了科技史》；在《中国中医药报》《中医药通报》《湖北民族学院学报》等报刊发表30余篇系列文章进行分析、批判，而且替出席"第二届全国中医名师与高徒会议"的老中医专家起草《告全国青

年中医书》。2007 年，曹老师出版了《回归中医》《捍卫中医》《关注中医》《中医药知识普及读本》等著作，并且应邀到中国社会科学院哲学所、中国科学院自然科学所、北京大学哲学系、北京中医药大学等单位演讲，他用科学捍卫中医，捍卫科学的中医。

他说，狭隘的科学观看不见中医的科学性，崇尚硬技术，以为中医没技术，这都是文化自卑的表现。中医是独特的医学体系，是我国原创的知识系统，与复杂性科学有着千丝万缕的联系。"废医存药""告别中医中药""废医验药"都是错误的世界观对中医药的误读、误解。

曹老师主编的《挺起中医脊梁——废医验药正危害中医》得到国内 30 多位科学家、医学家的赞同，在国内医学界引起很大反响，有人称其为"东方科学七君子"之一。

（四）重视中医现实作用，阐发未来价值

曹老师对中医现实作用的理解，是有深刻的学术研究背景的，2010 年他出版了《中医近现代史话》《永远的大道国医》。

他认为中医有过几千年的辉煌历史，在近代的发展历经了巨大坎坷，中医与国学、汉字一起成为"岁寒三友"，并且"医随国运"一起迎来共同复兴的时刻。

中医在近代的坎坷，有西方科技冲击的影响，也和中医自身不能知己知彼的认识不足有关系。那个时代重

张培红跟师记

视机械唯物主义，"人是机器"的世界观盛行一时，在中医遇见西医的初期，中医界自身的价值标准发生了改变，不再重视气化，而是按照解剖的标准进行"医林改错"，希望改变自身的学术特征，求得科学共同体接纳中医学术。因此，在"中西医汇通，汇而不通"的情况下，逼出来"中医科学化"。但是按照西医的标准"研究中医"，进行寻求"阴阳本质""脏腑本质""证本质"的研究，虽然很多人为此贡献了毕生的心血，还费了大量的物力，但是由于方法有问题，世界观不对头，并没有取得实质性进展，反而使中医界信心大失，学术不断萎缩，特色淡化，疗效下降。

几十年的中西医互相验证，也有很多临床实际收获。在西医搭建的平台上中医表现更加优秀，尤其是经历了SARS 新瘟疫的考验，让世人看到了中医药独特的学术价值。

他提出，中医主张生成论，西医依靠构成论。生成的物质有结构，因此，生成论能够包容构成论。世界是一个整体，关于世界的学问也应该是一个整体，但是由于人的认识能力和手段是有限的，因此才被分为科学，科学就是分科之学。"通学"能够包容"科学"。生命是不断变动的，中医的健康观也是变动的，劳则气耗、思则气结、悲伤肺、怒伤肝、惊恐伤肾、久视伤血、久坐伤肉等，说明健康不是暂时的数据，而是不断变化的状态。状态的疾病观，必然超越形态的疾病观。动态的物质不容易准确把握，"中医依靠模糊集合走向清晰"。曹老师认为中医药在慢性病防治方面具有方法论的优势，有着巨大的未来价值。

曹老师的研究成果引起学术界高度重视。2012 年他被中华中医药学会李俊德秘书长邀请，到北京起草王国强副部长在第十二届科协年会的报告。这个报告的稿件，先后经过五次以上的修改，最后定稿为《发展中医药造福全人类》，前四稿都是曹老师根据领导和专家的意见进行修改补充的。

曹老师认为，优秀中华文化，哺育了特色中医，为了宣传中医，他编写了大量的科普文章和著作，《走近中医大家朱良春》《走近中医大家路志正》在业内享有盛誉。他担任执行主编的《燕赵中医药丛书》已经出版了《河北中医五千年》《河北中医名师图录》《中医养生保健手册》《河北中医名师经验集》《河北中医高徒经验集萃》等，他还担任《中医药与亚健康》杂志的主编、《国医年鉴》的副主编，为宣传中医学术特色、普及中医知识做出了巨大的贡献，在这个意义上也可以称其为中医的教育家。

二、曹东义临证思想与经验研究

（一）治肺系疾病的学术思想

曹老师治疗肺系疾病有着独特的经验，他遵循古典，以《伤寒论》《黄帝内经》为法指导治疗肺系疾病，总结出了自己的一套理论。

他认为各个脏腑通过阴阳表里关系和五行生克制化等互相联系和影响，肺病可以影响他脏，他脏有病也可影响到肺，所以肺系的病变，常需辨因果先后以及有无其他脏腑兼证。

整体观念和辨证论治是中医理论的特点，深入研究肺与其他脏腑之间的特殊关系，有助于更好地掌握肺系疾病变化规律，提高疗效。

1. 肺脏独病、自病

多见于平素体健无病者，新受风寒，发为咳喘，只需宣肺化痰、止咳平喘，常以麻黄汤加减。若素有痰热、湿热在内，又受风寒而咳喘，多以麻杏石甘汤、小陷胸汤加味治疗。若形寒饮冷伤肺，痰饮停于肺者，则以苓桂术甘汤、理中汤加味。肺热咳血，常以泻心汤降火止血。

2. 肺与心

心主血脉，但血在脉中的运行有赖于肺气的推动。肺主气，司呼吸，朝百脉，主治节，肺将全身血液汇聚于肺，然后输布全身。肺吸入自然界的清气，与脾胃水谷之气结合，聚于胸中，名曰宗气。宗气走息道以司呼吸，贯心脉以行气血，从而把心与肺紧密联系起来。因此，心与肺的关系，主要表现为血和气的关系。肺能宣发肃降，则气机升降有常，呼吸平稳，不快不慢，不深不浅。又气为血帅，气能行血，肺通过宣发及肃降功能使气血、津液输布全身以濡养四肢百骸，故曰朝百脉，主治节。同时肺司水道之开阖，使水液代谢正常，向上呼出于气道，向外宣泄于腠理，向下化糟粕于膀胱而出于体外，故曰通调水道，为水之上源。

肺的这一切功能与心血之无瘀、血府之通畅密切相关。若心气虚弱，无力行血，必致血瘀，肺受其累。心阳不振，则血停为水，上犯于肺，发为喘促，不能平卧，故曰心病必累及肺。同时，肺病亦可影响心，若肺气虚弱，气虚不能行血，血行迟缓，必致血瘀。且肺主通调水道，对水液的输布、运行、排泄起调节作用。肺虚则通调水道功能失常，可引起痰湿、水饮停留，影响到心血的运行。

曹老师临证时，主要治疗肺心气虚证和肺心阳虚证、肺病兼心血瘀阻证。如慢性支气管炎、支气管哮喘常常在外感、饮食及劳累、过敏等因素的影响下急性发作，出现咳喘、胸闷气短，又伴有心慌、自汗、少气懒言，即为肺心气虚证。治疗上既要宣肺平喘化痰，又要用黄芪补肺气。若素有心阳虚衰，又会影响肺，导致肺气不利，痰饮内停，易受外感，发病时症见咳喘、张口抬肩、鼻翼翕动，不能平卧，夜间喘促尤甚，下肢凹陷性水肿，小便不利，舌质淡，苔白，脉沉等。证属心肾阳虚。治疗以真武汤为主方，温阳利水，加桔梗、贝母、款冬花化痰止咳，并加用活血利水药物，如泽兰、益母草、茯苓、红花、水蛭等。

若痰饮化热，上热下寒，上实下虚，则以真武汤合用小陷胸汤加味。若兼痰热阻肺，胸闷喘促，痰黄发热，则以真武汤合用麻杏石甘汤，以达温补心肾、清宣肺热之效。

3. 肺与肝（胆）

肝藏血，主疏泄，为将军之官，五行属木，主升主动。肝脏的疏泄功能调节着人体气机的升降出入，使气血和调，经络通利，五脏六腑正常和谐。肝主疏泄，联系着全身的气机变化，在维持肺气的宣发肃降、情绪调节等方面起着重要的作用。如果肝气郁结，则可见气滞，气滞可导致肺气郁结，发为咳嗽喘息，阵阵发作，胸闷胁痛，心烦易怒。肺为娇脏，肝郁化火可伤及肺络，木火刑金，症见咳嗽咯血、脸红气急、舌红脉弦数。肝胆同属木，互为表里，肝为阴木，胆为阳木。肺属金，金克木，胆与肺以经络相连，所以说胆与肺也有着密切的关系。

曹老师认为，肺与肝胆密切相关。若肝胆气郁，郁而化火。对于肝病及肺的治疗，其多采用疏肝理气、清肝降火之法，以小柴胡汤加减，常用柴胡、黄芩、法半夏、炒川楝、郁金、玄胡、桔梗、贝母、款冬花等药物。心烦者，可合用丹栀逍遥散；失眠者，加用镇静安神药如煅龙骨、煅牡蛎、珍珠母或加用养心安神之酸枣仁、柏子仁等。

4. 肺与肾

肺居上焦，为五脏之华盖，主通调水道，为水之上源。肾居下焦，属阴，主水，司膀胱之开阖，为一身阳气之根本。肺失宣降，则通调水道失常，膀胱气化开合失司，故而小便不利。曹老师临床上常用宣肺法治疗肺病导致的小便短少、水肿，谓之提壶揭盖法。肾为五脏之本，内寓元阴元阳，藏先天之精，为生命活动的物质基础。肾属水，肺属金，金水有相生之理。肾之阳气充足，则气化功能正常，通过三焦将肾中精气输送至全身，濡养和温照各个脏腑。若先天禀赋不足，或肺病久治不愈，后天失养，或劳倦损伤肾阴肾阳则发病，肾阳亏虚，阳不化水，水液内停而水肿。水泛为痰，水饮犯肺则咳喘。若肾阴亏虚，虚火上炎，亦可导致肺阴不足。临床上补肺阴可以增肾水，滋肾阴亦可补肺阴，此乃金水相生之理。肾为胃关，肾司二便。故肾与大肠密切相关。肺与大肠互为表里，关系也非常密切。肾阴虚则便秘，腑气不降，肺可受累，使原有之咳喘加重。肾主纳气，肾精充足则呼吸平稳，肾虚则呼吸表浅。哮喘反复发作，久必致肾虚。

曹老师认为临床上肺肾同病多见于肺肾阳虚。肺病患者年老体弱，久治不愈，肾阳虚衰，气化无权，水气内停，就会出现少阴寒化证。水泛为痰，上犯于肺，则加重咳喘，对于此类病证常用温阳活血利水之法，以真武汤为主方，可加用桔梗、贝母、款冬花、百部等药物化痰止咳，加麻黄、杏仁宣肺化痰。

5. 肺与脾胃

脾为生痰之源，肺为贮痰之器。脾胃虚弱，运化无权，不能输布津液，则津液停聚为痰，上犯于肺，咳嗽痰多清稀。土不生金，气血不足，可致肺虚咳喘久治不愈，或反复外感而咳喘，治疗要培土生金，用参苓白术散、六君子汤加味治疗。肺病日久不愈可耗伤脾气，需要兼治脾胃，用平胃散、四君子汤等。

综上所述，肺为五脏六腑之华盖，肺主气，司呼吸，朝百脉，主治节，通调水道，所以，气血津液无不与肺相关。而且，肺与脾同属太阴，肺与大肠互为表里，肺与肝共同调节气机的变化，共同促进血液的运行和固藏，相互配合、相互为用；心与肺则通过司呼吸与心主血功能相联系；肺与肾则以肾主水、肺通调水道相联系，金水相生，二者相辅相成。肺的功能正常与其他脏腑的配合与联系密不可分。故曹老师认为肺系疾病的病理变化常涉及多个脏腑，所以在治疗上不可忽视脏腑辨证的重要性。

（二）治肺系疾病的临证经验

1. 肺寒咳喘证

肺寒咳喘见于阳虚体质，或者体内无湿热者，外感风寒，邪气外束，肺失宣降。症见咳嗽、喘息，痰白清稀，发热恶寒无汗。舌淡红，苔白，脉浮。治以解表散寒，宣肺化痰平喘。

2. 外寒内饮咳喘证

曹老师认为，患者素胶着之痰，外受风寒之邪，便成外寒内饮咳喘。多见于支气管哮喘患者和老年慢性支气管炎患者，治以射干麻黄汤、小青龙汤。痰饮化热者，以小青龙加石膏汤主之，但石膏寒凉质重，多用轻清之品代替，如鱼腥草、白英、败酱草。

3. 痰热阻肺证

曹老师认为，在现代生活、社会等因素影响下，患者多吸烟、饮酒、进食辛辣肥甘、进食温补，体质多湿热，咳喘多痰热，痰热阻肺证占大多数。临床上常用清热化痰、止咳平喘法加以治疗，并善用经方和对药。常用方有小陷胸汤、柴胡陷胸汤、麻杏石甘汤加鱼腥草、白英、败酱草等。

4. 痰饮咳喘证

曹老师认为，暴饮暴食、脾失健运、体质虚寒，复受风寒外邪，每每形成痰饮。所饮之水，或因脾虚而不上散，或因肺逆而不下通，以致流溢，随处停积而为病也。治疗当温化之，常用苓桂术甘汤、小青龙汤加味等。

《金匮要略·痰饮》对痰饮咳喘之症候及其治法，亦多有论述。其证多因脾肾阳虚，水气不化，津液停聚而成饮成痰。该篇第4条"水在肺，吐涎沫，欲饮水"，第8条"夫心下有留饮，其人背寒如掌大"，第12条"脉偏弦者，饮也"，第13条"肺饮不弦，但苦短气"，以上脉证，皆可在痰饮咳喘中发生。而第 15 条"病痰饮者，当以温药和之"，为治疗大法，以苓桂术甘汤和肾气丸为代表方剂。第 17 条"夫短气有微饮，当从小便去之，苓桂术甘汤主之，肾气丸亦主之"，同为一证，为何治法有二？曹老师认为，若病证重点在于脾阳不足，运化失职，而成痰饮者，宜温中化饮，苓桂术甘汤主之；若脾肾两虚，肾阳不足，不能化气行水，而成痰饮，则宜温肾化饮，肾气丸主之。

5. 痰热内阻咳喘

患者素有痰热阻肺咳喘，又见少阳枢机不利之症，临床常以和解少阳、清热化痰之法治疗。可用柴胡陷胸汤治疗，加化痰止咳平喘之味。凡胸闷、舌红苔黄厚者，用小陷胸汤。若胸不闷，苔不黄，可以不用。曹老师还认为，临床上痰瘀亦为本病常见症候，故常加活血化瘀之法治疗，除用当归、川芎、丹参之类外，亦常用土鳖、全蝎等虫类药物以加强活血通络之功。

6. 肺阴虚燥咳

曹老师认为肺阴虚燥咳证主要从舌象去判断，若咳嗽伴有舌红苔少或无苔，便为燥咳。燥咳应滋阴润燥、止咳化痰，主以沙参麦冬汤、清燥救肺汤、金匮麦门冬汤。若患者虽为干咳少痰或无痰，但舌苔厚，则非为燥咳，多是痰热阻滞，阴液受损，应当清热化痰，服药后咳痰会增多，痰液会变稀。

7. 肺脾气虚咳喘

"脾为生痰之源,肺为贮痰之器。"脾胃虚弱,痰湿内生,土不生金,常致久咳不愈。同时,久咳不愈,用药不当,也易致脾胃虚弱,最终脾肺两虚。治疗应化痰止咳,健脾补气,培土生金,主以参苓白术散、香砂六君子汤,加麻黄、杏仁、桔梗、浙贝母、款冬花、白前、百部等药。

8. 肺肾同病咳喘

咳喘长期不愈,久必及肾,寒痰伤及肾阳,尤其老年患者,可能伴有畏寒肢冷、夜尿清长量多、腰膝酸软等肾虚症状。《景岳全书》曰:"实喘者有邪,邪气实也;虚喘者无邪,元气虚也。"《临证指南医案·喘》说:"在肺为实,在肾为虚。"《类证治裁》说:"喘由外感者治肺,由内伤者治肾。"曹老师认为,在哮喘、老慢支的急性发作期,邪实重于肾虚,应清热化痰、宣肺止咳为主,一般不用补肾药,以免加剧痰热。在缓解期,一派肾虚之候,而无明显痰热、湿热阻滞,舌苔不厚,舌质不绛,可以应用麦味地黄丸滋阴补肾,佐以化痰止咳药以治标。阳虚水肿者主以真武汤加味。

9. 肺系肿瘤

曹老师治疗肺系肿瘤,根据辨证论治原则,喜用消肿散结、解毒、化痰药物,结合现代药理研究证明有抗肿瘤作用的药物。痰热阻肺证,以小陷胸汤、麻杏石甘汤加味;兼少阳者加小柴胡汤,气阴两虚者加黄芪生脉饮；清热解毒散结常选用石上柏、白英、败酱草、半枝莲、龙葵、白花蛇舌草；选用全蝎、蜈蚣、壁虎、天竺黄攻毒散结。活血化瘀药根据病情使用，若有明显血瘀表现，常用当归、川芎、赤芍、丹参、莪术、红花等。

（三）肺系疾病应用经方经验

曹老师在临床遣方用药方面，重视六经辨证理论的指导作用，根据经络、脏腑、气血津液辨证，灵活运用经方治疗肺系疾病，拓展了经方的应用范围。可从以下几点认识。

1. 突出主症，参以病机

这里所说的主症，一方面是某方所治症候，只要病机大体吻合，无寒热虚实之径庭，便可据症用方。一方面是某症候中之主要症状，只要主症出现便可据以选方。如患者咳喘，出现小柴胡汤部分症候，其主症属少阳，便可用小柴胡汤化裁，加化痰止咳之药。

2. 谨守病机，不拘症候

症候是病情的表象，病机是病情的实质。有实质同而表象异者，有表象同而实质异者，谨守病机，不拘症候而用经方，是扩大经方运用范围的重要途径。如哮喘、咳嗽患者，若辨得有外寒内饮之病机，不论发热与否，均可用小青龙汤化裁。又如，痰热咳喘，或咳喘兼有湿热，又有少阳枢机不利的症候和病机，便可用柴胡温胆汤化裁。

3．酌古斟今，灵活变通

有古今病名不一者，有方药主症不同者，或有方无症，有症无方，种种不同，曹老师酌古斟今，注重灵活变通。

4．遣方须辨标本缓急

曹老师指出："凡治病，须辨标本缓急，表里先后。先表后里者，表里同病之常法也，用于以表证为主之病情。"

跟师赵振兴

　　2012 年我有幸成为第四批河北省老中医药专家学术继承人，师从曹东义老师。2014 年在曹老师的推动下走向传承的新模式"双师带徒"，又师从赵振兴老师学习。在这几年时间跟两位老师学到的不仅是治病救人的本领，更是书本上没有的诸如生活、政治等方面丰富多彩的知识，让我明白了许多做人的道理，更让我增长了很多民间通俗易懂的知识。把每一位病人看作我们的恩人，是他们让我们积累了知识，积累了经验。赵老师注重"心身同治"，对首次前来就诊的患者赵老除了辨证开方还会细心开导，赠送开心小册子，医患关系甚是和谐。

　　我一直从事妇科工作，师从赵老感觉豁然开朗，老师赠给我们一本《医学只言片语汇》，我把其中有关妇科的摘要出来，认真阅读并在临床中应用，取得良好的效果。在妇科诊疗中月经不调的、不孕的病人比较多，大多患者情绪不稳，易激动，这时赵老师会耐心开导，写些诗句让患者开心。

用药方面赵老经常嘱咐我不要总着眼妇科这个小圈，要把病人视为整体，从脾胃论，内膜薄的病人多是气血不足，脾失运化，辨证的基础上以补中益气汤（黄芪、白术、党参、当归、陈皮、柴胡、升麻、炙甘草）与补肾健脾汤（菟丝子、巴戟天、补骨脂、五味子、莲子、山药、芡实、炙甘草）为主。

内膜厚的病人按照桂枝茯苓丸加减；不孕的病人：除了辨证之外赵老师还会加上生麦芽、王不留行、预知子等药；痛经、月经期延长或者淋漓出血、排卵期出血、多囊卵巢的病人多数偏胖，在嘱咐病人自觉减肥的同时，中药调方时加上赵老说的缩腹五药，收到显著的效果。

下篇 杏林感悟

马建辉跟师记

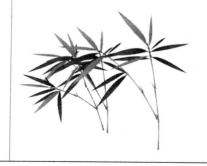

跟师曹东义

曹老师提出"清补结合，润降止咳"治疗慢性咳嗽，他认为，以往论述咳嗽分外感内伤，五脏咳六腑咳，或者"以温药和之"，虽然时有获效，但多对于肺的肃降作用重视不够，尤其是慢性咳嗽杂试群方，有失"肺为咳嗽之本"的嫌疑。肺虽主气，然其也"体阴而用阳"，其"朝百脉""通调水道"，皆需阴津充沛，才能根本牢固，下生肾水；"金扣则鸣""不平则鸣"，咳嗽久作，既伤肺气，也损肺津，而且肺配金秋之气，易被燥伤。所以，肺以肃降为主，宣发皮毛为辅。

曹老师认为，祛邪宣肺皆为权宜之计，而润肺固金为治本之策。"顺其性为补"，尤其对久咳伤肺、干咳无痰者，他善用清补结合之法治疗咳嗽，并自拟基本处方桑杷二百五润肺止咳汤。此方在临床上加减运用治疗各种咳嗽效如桴鼓。药物组成：百合、百部、五味子、桑叶、枇杷叶、玄参、牛蒡子等为基础方，临床随症加减。发热咽痛者，加夏枯草、鱼腥草；食少腹胀，加香附、

马建辉跟师记

鸡内金、焦三仙；大便溏薄，加炒山药、白术；鼻塞流涕，加辛夷、川牛膝；自汗较多，加乌梅、白芍。使用本方为基础，让有效专方与辨证论治紧密切合，坚持日久，可获良效。

曹老师认为中医对疾病的命名，立足于疾病的暂时性、可转化性，无论咳嗽背后有多少西方医学可以查出的疾病，只要消除了病人慢性咳嗽的病痛，其抗病能力就会得到提高，甚至可以得到痊愈。因此，他在诊治的慢性咳嗽患者之中，既有感冒、气管炎、咽炎、扁桃体炎、哮喘，也有抗药性肺结核、肺纤维化、肺癌，这充分说明坚持中医诊疗特色的重要意义，这不仅使医疗有效，更重要的是彰显了中医学术特色，是中医原创理论得到弘扬的结果。因此，"清补结合，润降止咳"治疗慢性咳嗽，不仅是中医诊治疾病专业技术的成就，也是中医文化的胜利果实。

跟师赵振兴

赵老师的辨证程序：宏观看体质，微观看差异；外因看邪气，内因看运化；情志不能忘，最后定主次。

赵老师的治疗观：①整体治病，以调理脾胃运化功能为基础，以提高人体正气为目的，恢复人体自身调节功能而康复。②局部治病，以针对性治疗病证为关键，但时刻不忘保护人体正气。③急则治其标，缓则治其本。④六腑多对病用药，以通为要；五脏多治未病，以平和协调为要。

赵老师的治疗原则：衰竭病，先要留人后言治病，病虽未去生命还在，玉石俱焚绝不可取；急危病，先治标可保命，后治本除疾患；常见病一般病，对症对病治疗是常法，细微之处见功夫；慢性病疑难病，看脾胃看情志，辨寒热辨虚实，气看运化，血看瘀虚，怪病看痰饮，协调五脏通畅六腑，抽丝循序慢调理。

赵老师用药特点：讲究方药的协调性和药物的平和性，经常用平常方常见药治难症愈大病，组方平和中正而愈病。

马建辉跟师记

下篇 杏林感悟

吕文华跟师记

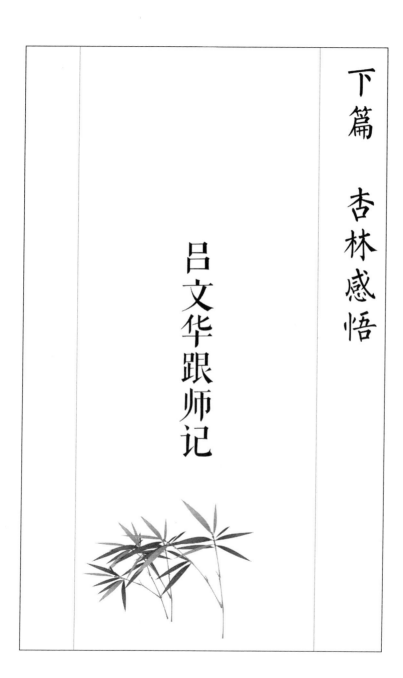

跟师曹东义

1. 水肿

赵某某，女，68岁，2013年7月1日初诊。

诉：咳喘，不能平卧半月余。患咳喘病多年，近来因寒冷而明显加重。经某医院检查，诊断为慢性支气管炎、肺气肿、肺心病、心功能不全。因治疗未见明显效果，故要求中医治疗。现症：咳嗽频繁，喘促明显，语言低微，心慌，气短，不能平卧，夜难入睡，痰多如清水，质稀易出，带白色泡沫，小便少，面色黄白无光泽，下眼睑微有浮肿，下肢浮肿，按之凹陷不起，食纳减少，不欲饮水，脘间发堵、微痛，不喜重按，有时恶心呕逆，大便尚可。舌苔白而水滑，脉滑而数。

症候诊断：湿热蕴结。

治法：根据"急则治标，缓则治本"和"病痰饮者当以温药和之"的精神，拟用降气除痰、助阳化饮之法，以标本兼治。

药方：炒苏子10g、炒莱菔子9g、制半夏10g、橘红

10g、炙甘草 6g、茯苓 15g、猪苓 15g、桂枝 8g、泽泻 10g、珍珠母 30g（先煎）、藿香 10g、元胡 9g。5 剂，水煎剂，日 1 剂。

二诊：咳喘明显减轻，痰亦明显减少，小便增多，浮肿已消，能平卧安睡。舌苔转薄，脉略滑而和缓。又服上方 7 剂，告知病已愈。

按：根据面色黄白无泽，言语低微，天冷季节发作，知其阳气不足。年老阳虚，脾肺功能衰减，脾运不健，肺失肃降，寒湿不化，而生痰饮，停于心下。饮邪上凌心肺，故咳喘、气促、心慌，甚则不能平卧；饮邪为患，故咯痰清稀易出，量多而带白色泡沫；湿邪停滞，中焦不化，故脘堵，不欲饮水，舌苔白滑；湿邪下注，而致下肢水肿；又因水饮凌心，胸阳不振，水饮射肺，肃降、布化之令难行，不能"通调水道，下输膀胱"，故小便减少而水肿日增。从脉象分析，知是阳虚水饮内停、上凌心肺之证。

2. 心悸

李某某，女，54 岁，2007 年 1 月 6 日初诊。

诉：口干，乏力，心悸，自汗半年，纳寐可，便调，有甲亢病史。舌淡，苔白，脉沉数。

证属：气阴不足。

治法：益气养阴，安神定志。

处方：炙甘草汤加减。

方药：炙甘草 15g、百合 15g、生地 30g、白芍 30g、麦冬15g、半夏15g、沙参15g、五味子15g、珍珠母30g、元参15g、夏枯草15g、川牛膝15g、怀牛膝15g、香附30g、白术15g。3剂，水煎服，日1剂。

患者服药之后，症状明显缓解，心悸、自汗明显减轻。效不更方，原方再进。7剂，用法同前。

按：《黄帝内经》有心主血脉，心气不足，则悸动不安。又说："汗为心之液。"本例患者由于气虚自汗，日久伤及阴液，形成气阴两虚之证。"气虚自汗"，而自汗反过来加重气液之不足。故选益气养阴之炙甘草汤加减而愈，尤其加香附且重用之，取其通利三焦作用，三焦乃水道通条之道路，三焦通，则水道利，利于津液上承，而使口干缓解。

3. 水肿

张某某，女，50岁，2007年1月6日初诊。

诉：晨起眼睑肿胀一年余，上午重，下午轻，失眠，痰多，口干，胃胀，便可，头昏沉，乏力，眼干涩，怕热。舌质淡，苔白，脉沉。

证属：肾精不足。

治法：滋阴补肾，利水消肿。

处方：百合地黄汤加味。

方药：百合15g、生地15g、沙参15g、白芍30g、鸡内金15g、川牛膝15g、怀牛膝15g、冬瓜皮30g、桑叶12g、半夏15g、焦三仙各15g、夏枯草15g、香附30g、白术15g、天麻10g、葛根20g。7剂，水煎服，日1剂。

二诊：服药后，症见好转，停药后复发，出汗，怕热，失眠，面部浮肿，口干，恶心。舌淡，苔白，脉寸滑。上方加竹茹10g，7剂，用法同上。

患者服药之后，各症好转，再进七剂，以巩固疗效。

按：《黄帝内经》有肾主水，主藏精，肾虚则易水泛为肿，肾虚也可阴精亏虚。患者浮肿，不畏寒而怕热，眼干涩，皆为肾精不足之象。本例患者属于肾精不足，故给予滋阴补肾之法，本方重用香附取其理气，消饮食积聚与痰饮之作用。

跟师赵振兴

2014年3月的暖春，蒙恩师曹东义教授引见，与赵振兴老师结缘，使得我们有幸拜在曹师及赵师两位老师门下，开始了跟师学习。

久闻赵老师在中医界及患者中享有极高的声誉，此次得以跟师，幸甚。赵老师自幼受家庭熏陶，发奋苦学中医，入行后师承李春茂先生、刘景兰先生等数十位名老中医前辈，并几十年如一日饱读医书典籍，勤于笔耕，潜心总结钻研，逐渐形成自己独特的诊疗特色。

在跟赵老师学习的几年中，我渐渐地领略到赵老师待患者如亲人的热情，更见识了赵老师精湛的医术、独特的学术思想、渊博的知识、无私向后学传授经验和极高的格局、宽广的胸怀。

赵老师临床及学术成果具体有以下几点：

1. 精湛的医术。赵老师在河北中医界及患者中知名度极高，许多患者不远千里慕名求医，每获奇效，所以许多患者都称赵老师为"神医"。来赵老师诊室就诊的患者往往是愁眉苦脸进来，高高兴兴出门，诊室里洋溢着和谐欢快的气氛。

吕文华跟师记

赵老师行医 40 余载，诊治患者 40 余万人次，如此巨大的门诊量是建立在赵老师对患者"用心"以及对技术精益求精的基础之上，这背后的艰辛和付出由此可知。几十年如一日坚持每天读书，记笔记，写教案，令我辈敬仰。

2. 学术成就：赵老师在数十年的临床工作中为数十万患者解除疾苦的同时，总结并创立了不下百余经典方剂，并确立了自己的学术思想"情志论""身心同治论""玄府论"。使后学者耳目一新，茅塞顿开，心智得以启迪。赵老师所创立的学术思想为我辈指明了临证的方向，他所立经典方剂成为实战的利器。

3. 渊博的知识，宽广的胸怀：我曾随曹老师到赵老师家中做客，不足 60 平方米的居室中，几千册图书排放，有 1 米多高，门类繁多，从地理、哲学、文学名著到古今中医医籍，应有尽有，书中圈点可见。"梅花香自苦寒来"这句话是对老师的最好注解。赵老师最终将数千册图书捐献给了河北中医学院图书馆，肃然！

记得三年前跟赵老师出门诊时，他对围坐一圈的学生说："我现在有一个愿望，就是希望在有生之年，将积累的临床经验及对中医的理解、对生命的理解，汇总并结集成册出版，以期对中医事业尽微薄之力，也为后学者提供借鉴。"现在，三年过去了，赵老师的中医系列图书已经顺利出版，赵老师的愿望已经实现，可贺。

老师曾对我们这些后学者说："谁愿意跟我学习中医，并把中医发扬光大，谁就是我的恩人。"

后　记

本书是在曹东义教授和赵振兴主任的悉心指导下完成的。

三年的师承学习马上就要结束了，但三年来两位恩师对我们在学习上的精心指导和生活上无微不至的关怀我们将永远铭记在心。值此书脱稿之际，致以我们最衷心的感谢。

首先，感谢我们敬爱的指导老师曹东义教授、赵振兴主任，两位老师治学严谨，学识渊博，医技精湛，严于律己，善待他人，谦逊和蔼，表里如一，他们的这些高贵品质深深感染着我们，让我们懂得做人要善良，对待病人要像亲人一样的道理。两位老师都崇尚道术并重，要我们认真研读经典著作以提高医疗水平，他们无私地向我们传授了治疗肺系疾病、风湿病及内科杂病、老年病、舌缨线望诊等多项诊疗技术，使我们的医术有了很大的提高，坚定了我们热爱中医、做铁杆中医的信心。

衷心感谢河北省中医药科学院各位领导、同事们的

后
记

关心和无私帮助。

感谢家人对我们学习的关心、理解和支持。

谨此一并致以最诚挚的谢意!

李源执笔

2018 年 5 月

图书在版编目（CIP）数据

曹东义赵振兴双师带徒实录／王红霞等整理. —太原：山西科学技术出版社，2018.8

ISBN 978 - 7 - 5377 - 5796 - 6

Ⅰ. ①曹… Ⅱ. ①王… Ⅲ. ①中医临床—经验—中国—现代 Ⅳ. ①R249.7

中国版本图书馆 CIP 数据核字（2018）第 160046 号

曹东义　赵振兴　双师带徒实录

出　版　人	赵建伟
整　　　理	王红霞　张培红　李　源　马建辉　吕文华　耿保良
审　　　定	曹东义　赵振兴
责 任 编 辑	杨兴华
封 面 设 计	吕雁军

出 版 发 行	山西出版传媒集团·山西科学技术出版社
地　　　址	太原市建设南路 21 号
邮　　　编	030012
编辑部电话	0351 - 4922078
发 行 电 话	0351 - 4922121
经　　　销	各地新华书店
印　　　刷	太原日报传媒集团有限公司
网　　　址	www. sxkxjscbs. com
微　　　信	sxkjcbs

开　　　本	880mm × 1230mm　　1/32
印　　　张	10.5
字　　　数	193 千字
版　　　次	2018 年 8 月第 1 版　　2018 年 8 月第 1 次印刷
书　　　号	ISBN 978 - 7 - 5377 - 5796 - 6
定　　　价	36.00 元

本社常年法律顾问：王葆柯

如发现印、装质量问题，影响阅读，请与发行部联系调换。